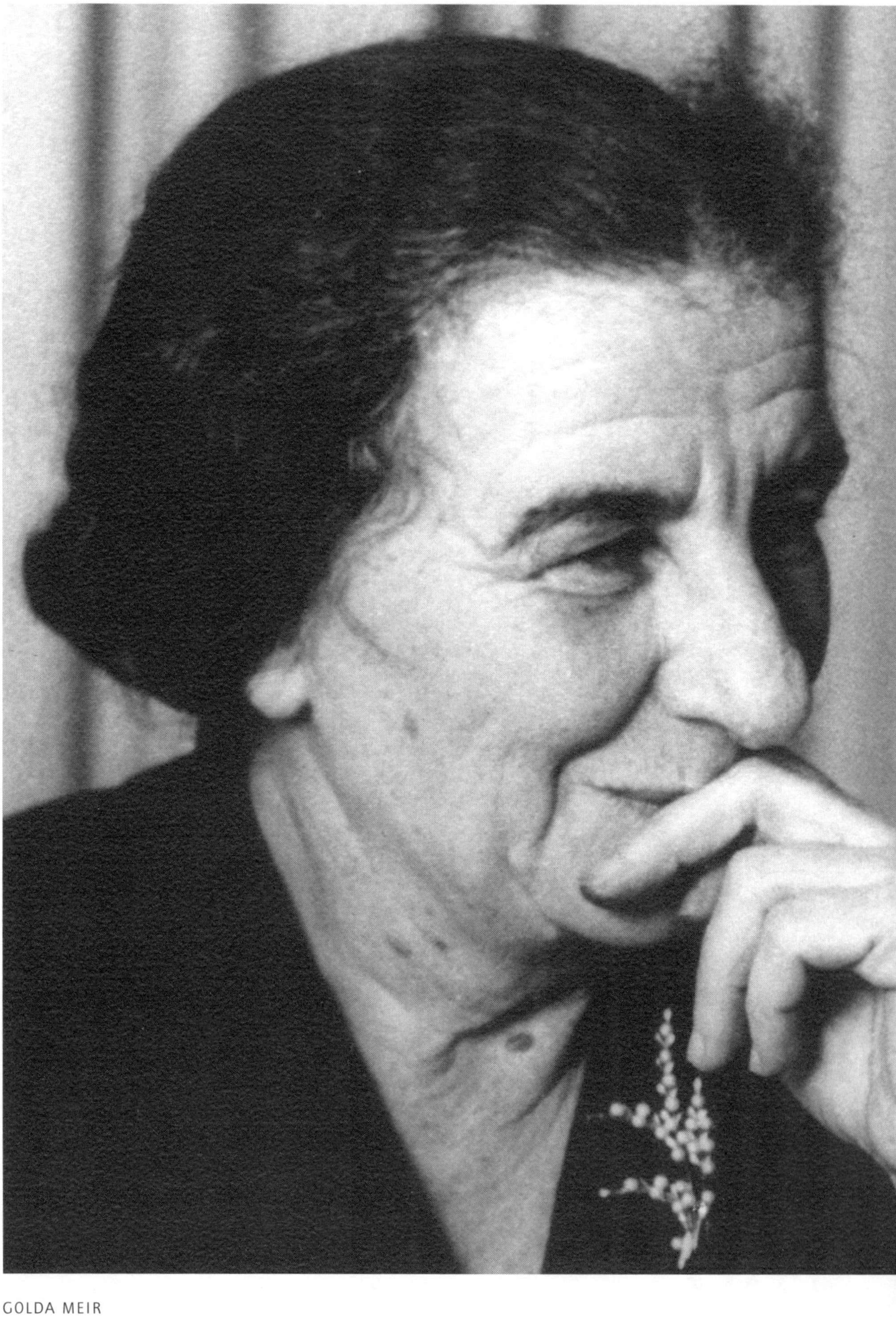

GOLDA MEIR

Alicia Giménez Bartlett

ICH BIN ICH und ICH IST SCHÖN.

Warum Frauen schön sein müssen
und nicht häßlich sein dürfen

Aus dem Spanischen von Sabine Giersberg

BERENBERG

INHALT

BEISPIELE AUS DER WIRKLICHKEIT

MUSIKALISCHE UND ANDERE BÜHNEN

PROLOG

Ich würde lügen, wenn ich behauptete, ich wäre eines Tages von selbst auf die Idee gekommen, einen Essay über häßliche Frauen zu schreiben. Als man mir den Vorschlag unterbreitete, das zu übernehmen, habe ich lange gezögert. Im Grunde reizte mich das Thema schon, aber: Was soll man schon darüber schreiben? Eine Frau ist hübsch, oder sie ist häßlich, das war's. Dann aber tauchten die ersten Fragen auf: Wer bestimmt eigentlich, was schön ist und was nicht? Warum ist es für eine Frau so wichtig, hübsch zu sein? Wie viele Frauen, die das nicht waren oder sind, haben es in ihrem Metier bis an die Spitze geschafft?

Am Ende nahm ich die Herausforderung an, machte mir Gedanken, konsultierte Bücher und fing an zu schreiben. Und allmählich kristallisierten sich bestimmte Thesen heraus. Ob es mir gelungen ist, alle Fragen zu beantworten, die sich mir beim Schreiben stellten, weiß ich nicht, aber eines ist gewiß: Die Frau, angefangen von Eva bis hin zum letzten jungen Mädchen, das auf seinem Moped durch die Stadt braust, hat immer die Pflicht gehabt, schön zu sein. Niemand weiß genau, woher diese merkwürdige Verpflichtung kommt, aber es ist so. Und wenn die Natur nicht mitspielt und das physische Erscheinungsbild nicht so schön ist, wie es wünschenswert wäre, muß sie mit allen Mitteln versuchen, das Beste aus sich zu machen. Es ist keineswegs übertrieben zu behaupten, daß es sich um eine Hypothek handelt, die ihr ohne ihre Zustimmung aufgebürdet wurde, und es sieht nicht so aus, als würde sich daran in Zukunft etwas ändern, ganz im Gegenteil.

Dieses Buch erforscht die Häßlichkeit der Frauen, ohne den Anspruch, das Thema erschöpfend abzuhandeln, es soll lediglich über etwas sehr Reales und trotzdem schwer Greifbares zum Nachdenken anregen. Wenn wir normalerweise ein Thema theoretisch abhandeln, fürchten wir nicht, jemanden abzuwerten oder persönlich zu beleidigen. Die Gedanken werden dargelegt, ohne daß mit dem Finger auf jemanden gezeigt wird. Aber hier liegen die Dinge anders. Wir sprechen über körperliche Defekte, über Disharmonie und mangelnde Attraktivität. Wir präsentieren Beispiele aus der Wirklichkeit und nennen Frauen, die jeder kennt. Ich muß gestehen, daß ich mich dabei ein wenig unwohl fühle.

Die eine ist sich ihrer Grenzen mehr, die andere weniger bewußt, und für nur wenige Frauen dreht sich das ganze Leben um ihre physische Erscheinung. Und doch ist unsere sterbliche Hülle von großer Bedeutung. Bei einigen Berufen, wie bei Models oder Schauspielern, sogar von überragender. Warum wollen einige Schauspieler nicht alt werden? Warum können sie so schlecht Kritik ertragen? Die Antwort liegt auf der Hand. Wir sehen einen Schauspieler immer als eine andere Gestalt, in deren Dienst er seinen Körper und seine Schauspielkunst stellt. Und wenn wir seine Arbeit ablehnen, lehnen wir ihn als Ganzen ab, denn seine wahre Persönlichkeit oder seinen moralischen Wertekodex kennen wir ja nicht.

Das ist natürlich ein Extremfall, aber niemand hört gern, wenn man von ihm sagt, er sei häßlich. Wir mögen außergewöhnlich intelligent sein oder herausragende menschliche Qualitäten besitzen, aber als erstes nehmen die anderen unsere äußere Erscheinung wahr. Wer schafft es schon, den Eindruck, den wir bei den anderen hinterlassen, völlig auszublenden? Als ich dieses Buch schrieb, waren mir die Gefühle der anderen, sogar der Verstorbenen, ständig gegenwärtig, und ich habe mich bemüht, respektvoll zu sein und niemandem das Gefühl zu geben, er sei

Gegenstand von Abwertung oder Spott. Inzwischen bin ich zu dem Schluß gelangt, daß bei genauer Betrachtung keine der Frauen, von denen in diesem Buch die Rede ist, wirklich häßlich ist. Ich will nicht behaupten, Monja Alférez sei umwerfend, und ich will Golda Meir nicht in der Erinnerung zu einer der verführerischsten Frauen der Welt stilisieren. Aber glauben Sie mir – beide haben etwas. Wenn man ihre Heldentaten in den neueroberten spanischen Kolonien in Amerika betrachtet, muß Monja einen beachtlichen, sehr athletischen Körper gehabt haben, und Golda Meirs Gesicht trug im Alter die Spuren eines tatkräftigen Lebens, die es sehr interessant machen.

Da es um Frauen geht, sind die Herren der Schöpfung weitgehend außen vor geblieben, aber jeder weiß, daß es viele häßliche Männer gibt. Auch ihnen macht es keinen Spaß, wenn ihr Mangel an Schönheit thematisiert wird. Sogar Persönlichkeiten, die für die Tiefe ihrer Gedanken und ihr geistiges Werk berühmt sind und denen eigentlich die Sorge um ein ästhetisches Erscheinungsbild nicht so wichtig sein sollte, spüren am eigenen Leib den Affront der Ablehnung, wenn etwas damit nicht stimmt.

Balzac hatte Komplexe wegen seiner wenig heroischen Figur, er war klein und untersetzt, und sein Gesicht hatte ganz gewöhnliche Züge. In seiner brieflichen Beziehung mit der polnischen Herzogin Madame Hanska, die ihn wegen seiner Romane bewunderte, war er derjenige, der das erste persönliche Treffen immer wieder verschob, aus Angst vor dem Eindruck, den er bei der Dame hervorrufen könnte. Ein Schauspieler von der Größe eines Charles Laughton hatte dank seiner außergewöhnlichen schauspielerischen Begabung Erfolg und nicht wegen seines Äußeren. Er hat nie die Rolle eines Verführers haben wollen, nicht einmal in seiner Jugend, und er gestand einmal: »Ich bin mit meinem

Leben zufrieden, aber ich hätte es nicht schlecht gefunden, wenn mein Gesicht etwas weniger wie ein Elefantenhintern ausgesehen hätte.«

Sogar ein so bedeutender Philosoph wie Immanuel Kant litt unter seinem deformierten Körper, nicht zu reden von dem Maler Toulouse-Lautrec. Am Beispiel des aktuellen Papstes konnte man lange Zeit beobachten, daß Eleganz und ein gepflegtes Äußeres nicht nur Frauensache sind. Niemand scheint gegen die kleine oder große Frivolität, schön sein zu wollen, immun zu sein. Aber männliche Schönheit ist nicht unser Thema; sie hatte nie so weitreichende gesellschaftliche Folgen wie die weibliche.

In diesem Buch kommen viele angeblich häßliche Frauen vor, die es im Beruf und im Leben weit gebracht haben. Wenn die fraglichen Damen zu einer Zeit lebten, in der ihnen ansonsten als einzige Lebensperspektive die Ehe blieb, drängt sich sogleich die Frage auf: Waren sie erfolgreich, weil sie häßlich waren? Hat ihre Häßlichkeit sie daran gehindert zu heiraten, so daß sie all ihre Energien auf eine bestimmte Tätigkeit verwendeten? Eine Hypothese, freilich, aber eine mit Rissen, denn auch sehr schöne oder verheiratete Frauen haben große Karrieren gemacht.

Was tun angesichts von soviel Verwirrung? Um Ihnen ein Beispiel zu geben: Ich habe mit einigen Leuten in meiner Umgebung, Männern und Frauen, über ein paar Personen gesprochen, die ich in dieses Buch aufnehmen wollte. Ich tat das nicht ohne Hintergedanken, ihre Reaktionen, so hoffte ich, könnten mir bei der Feldforschung behilflich sein. Statt dessen war ich kurz davor, das ganze Unternehmen abzublasen. Nie, wirklich nie, stimmten die Ansichten überein. Ich bekam Antworten wie: »Häßlich? Meinst du das im Ernst? Ich fand sie immer faszinierend.« Es gab keinen Konsens, ich fand keine Frau, die alle einstimmig häßlich fanden. Manchmal wurden Beispiele, die ich offensichtlich fand, mit der Bemerkung quittiert: »Na, so häßlich ist sie nun auch wieder nicht ... Sie hat was.« Es scheint also unzählige Abstufungen zu geben. Versuchen Sie es selbst, wählen Sie ein paar Frauen aus, die Sie nicht schön finden, und fragen Sie Ihre Freunde. Ich denke, es wird Ihnen ähnlich ergehen wie mir.

Die Kriterien, nach denen wir jemanden als schön oder häßlich beurteilen, sind nie neutral oder unverzerrt. Der Blick ist immer subjektiv. Wenn wir zum Beispiel zu dick sind, dann betrachten wir die Figur von jemandem mit demselben Problem wesentlich wohlwollender. Der Geschmack wird auch durch persönliche Erinnerungen, Nachahmungswünsche oder bildliche Assoziationen geprägt. Nichts ist endgültig festgelegt. Ob man jemanden schön oder häßlich findet, ist von eher zufälligen Präferenzen abhängig, es gibt keinen immerwährenden Kanon.

Genug der einleitenden Worte. Ich wünsche Ihnen angenehme Lektüre, und betrachten Sie sich mal ausgiebig im Spiegel. Wenn das, was Sie sehen, in Ihnen Zweifel über die Qualität Ihres Erscheinungsbildes aufkommen läßt, trösten Sie sich und denken Sie daran: »Nichts wünscht die Schöne sich so sehr, als daß ihres das Los der Häßlichen wär'.«

DIE URSÜNDE

DIE LAST DER TRADITION

Mein Vater war ein liebenswürdiger, wohlerzogener Mann, ohne jedes machohafte Gehabe, tolerant und von ausgeglichenem Wesen. Ich kann mich nur an wenige Gelegenheiten erinnern, wo er wütend war oder sich über irgend etwas ärgerte. Zwei Dinge brachten ihn regelmäßig in Rage: Francos Reden im Radio und Frauen hinter einem Behördenschalter. Ersteres war erklärlich. Ich wußte, daß mein Vater zu den Verlierern des Bürgerkriegs gehörte, und wenn ich ihn »Lüge, alles Lüge« stammeln hörte, während der Diktator seine Reden herunterleierte, konnte ich mir vorstellen, was in ihm vorging. Aber auf die Schimpferei über die Schalterbeamtinnen konnte ich mir keinen Reim machen. Wenn ich ihn fragte, ließ er sich gern über das Thema aus: »Ach, die Frauen an den Schaltern, das sind doch alles wahre Flintenweiber, sie halten sich stur an die Vorschriften, sie sind mürrisch und intolerant. Und weißt du warum? Weil sie alle häßlich wie die Nacht sind!« Himmel, wer sollte das verstehen! Also wenn eine Frau häßlich wie die Nacht war, dann war sie automatisch ein Ausbund an Schlechtigkeit. Häßlich zu sein mußte das Schlimmste auf der Welt sein.

Oft betrachtete ich mich im Spiegel und fragte mich, ob ich auf die anderen wohl häßlich wirkte. Mich quälte der Gedanke, ob ich, wenn ich denn wirklich nicht anmutig war, auch unvermeidlich mit einer ganzen Reihe von Makeln behaftet war. Meistens kam ich zu dem Schluß, daß mein Äußeres ganz annehmbar war, und ich fand mich auch keineswegs intolerant oder verbittert.

War mein Vater ein Ungeheuer, daß er den armen Beamtinnen solche Defekte nachsagte, nur weil sie nicht schön waren? Seine Argumentation muß wohl die folgende gewesen sein: Diese Frauen sind häßlich wie die Nacht auf die Welt gekommen, folglich hat die Umgebung sie schlecht behandelt, und dies hat in der Psyche dieser Damen Ressentiments geschaffen, so daß sie unfähig sind, ein freundliches, tolerantes Verhalten an den Tag zu legen.

Ich versuche, meinen Vater zu entschuldigen, weil ich mein Bild von ihm nicht zerstören will, aber die Rechnung geht nicht auf: Es war ungerecht, so etwas zu sagen, schrecklich ungerecht. Ihn entschuldigt höchstens die Tatsache, daß er diese willkürlichen Behauptungen nicht erfunden hat. Im Gegenteil, sie waren alles andere als originell, denn auf den Häßlichen alle Schuld der Welt abzuladen hat eine lange Tradition.

Schauen wir uns einige der traditionellen Redensarten an, in denen sich die sogenannte »Volksweisheit« austobt:

Ein häßliches Weib ist ein guter Zaun um den Garten.

Eine bärtige Frau soll man von ferne grüßen.

Eine häßliche Frau ist ein Mittel gegen die Liebe.

Eine bärtige Frau, einen roten Mann, die sieh dir nur von weitem an.

Ein häßliches Weib ist wie ein Metzgerstock,
ob er schon Tag und Nacht auf der Gassen steht,
so wird er doch nicht gestohlen.

Ein häßlich Weib macht wenig Freud,
ein schönes Weib macht oft viel Leid.

Das ist nur eine Auswahl, es gibt noch unzählige in diesem Tenor.

Eine kurze Analyse deckt auf, welche Vorstellungen dahinterstecken: Solche Frauen brauchen sich nicht zurechtzumachen, um ihre Fehler zu kaschieren: Jeder Versuch ist zum Scheitern verurteilt und darüber hinaus schlecht angesehen, denn es ist eine Art sozialen Betruges. Eine solche Frau wird niemals auf andere Menschen anziehend wirken, daher sind ihr zwangsläufig Tugend und Reinheit eigen. Wenn eine solche Frau glücklich sein will, muß sie selbst dafür sorgen, denn es ist niemand an ihrer Seite, der ihr Freude bereitet. Wenn sie heiratet, nimmt sie das Kreuz auf sich, daß der Mann sich lieber woanders aufhält als zu Hause. Kurzum: Eine solche Frau mußte wahrscheinlich soviel bittere Pillen schlucken, daß es ihr auf die Stimmung geschlagen ist.

Man könnte einwenden, daß die Redensarten aus Zeiten stammen, in denen üble Nachrede und wenig differenziertes Denken die Regel waren. Und zusätzlich mag man ins Feld führen, das Volk hätte zu früheren Zeiten aus ziemlich rohen Bauern bestanden, so daß die Aussagen über die häßlichen Frauen nur die Entgleisungen von ungebildeten Geistern seien, aber schauen wir uns im Vergleich die Sätze einiger berühmter Denker und Künstler an, bei denen kein Zweifel hinsichtlich ihrer geistigen Bildung besteht.

Die schöne Frau ist eine Gefahr.
Die häßliche eine Gefahr und ein Unglück.
Santiago Rusiñol

Schönheit ist für die Frau der beste Ersatz für Intelligenz.
Gustave Flaubert

Die Mehrzahl der ehrbaren Frauen sind verborgene Schätze, die sicher sind, weil sie niemand sucht.
La Rochefoucauld

Ein schönes Gesicht ist das schönste Schauspiel für den Mann, der es ansieht.
La Bruyére

Man sieht, auch in gebildeteren Kreisen liegen die Dinge kaum anders. Auch hier wird die häßliche Frau als eines der eher verzichtbaren Wesen der Schöpfung betrachtet. Außerdem schiebt man ihr allein die Schuld an ihrem Zustand und den Folgen in die Schuhe: für die anderen eine Last zu sein, allein zu bleiben, nicht die ästhetische Qualität zu besitzen, die dafür sorgt, daß die Seele des Mannes sich über sich selbst erhebt.

Warum ist das so? Warum ist die weibliche Häßlichkeit die Sünde schlechthin, wenn es doch Frauen gibt, die sich, moralisch betrachtet, weitaus verabscheuungswürdigerer Taten schuldig gemacht haben: Mörderinnen, Vaterlandsverräterinnen, Kindsmörderinnen, Kupplerinnen und Despotinnen? Warum wird der Mann nicht über denselben Kamm geschoren? Warum verzeiht man einer Frau ihre Häßlichkeit nicht?

Diese Fragen gingen mir im Zusammenhang mit dem Thema durch den Kopf, aber es gibt noch viele mehr. Wie ist die Idealisierung der weiblichen Schönheit entstanden? Warum? Wie ist sie genutzt, wie ist sie mißbraucht worden? Wo waren die häßlichen Frauen in der Geschichte der Menschheit? Gibt es unter ihnen bestimmte Typen? Wie haben es manche dieser Frauen erreicht, sich in der Gesellschaft zu behaupten? Hat es intellektuelle oder soziale Vorteile, wenn man häßlich ist? So viele

Ausnahmen es geben mag und so viele glückliche Schicksalswendungen aufgrund weiblichen Talents wir finden werden, einer Sache bin ich mir sicher: Für eine Frau ist es ein großes Hindernis, wenn sie häßlich ist. Das kann niemand leugnen. Gehen wir von diesem Axiom aus.

SCHÖNHEIT UND HÄSSLICHKEIT

Eines Tages, als er nicht besonders gut in Form war, sagte Aristoteles: »Was ist Schönheit? Diese Frage können nur Blinde stellen.« Man hätte nicht übel Lust, dem griechischen Philosophen entgegenzuhalten, daß es Schönheit in der Poesie, in den Gerüchen und sogar in der Berührung gibt. Daß die Musik und die menschliche Stimme schön sind, ebenso wie die Abstraktion und das Denken. Dennoch scheint die Vorstellung von ästhetischer Schönheit immer mit dem Blick und folglich mit dem Erscheinungsbild der Dinge und Menschen verbunden gewesen zu sein.

In diesem Sinn gibt es Aspekte der Natur und der Kunst, die als im Verlauf der Zeit unveränderlich schön, sagen wir objektiv schön, betrachtet werden können. Ein Sonnenuntergang hat zum Beispiel etwas Großartiges, das den Menschen, der ihn betrachtet, heute noch genauso überwältigt wie vor fünfhundert Jahren. Dasselbe läßt sich von einer griechischen Statue oder der Architektur von vielen Gebäuden und Tempeln sagen. Spinnen wir den Gedanken weiter: Niemand kann bestreiten, daß der menschliche Körper als Werk der Natur Elemente ewiger Würde und Schönheit hat und deshalb zum Gegenstand der Kunst wird. Der

Körper einer Schwangeren, eines sonnengegerbten alten Mannes, eines muskulösen Arbeiters ist schön. Aber in all diesen Fällen ist der Körper nichts als die Abstraktion solider, tiefverwurzelter Werte, die aus der Schönheit etwas Dauerhaftes machen.

Bei dem, was wir als schön oder häßlich bezeichnen, wenn wir uns auf die Züge eines Gesichtes oder den Körper als Ganzes beziehen, liegt der Fall anders. Wenn wir sagen, eine Frau sei schön, sprechen wir ein Werturteil aus, das je nach Epoche auf verschiedenen Kanons beruht, zu denen Elemente wie Mode, Kleidung sowie die gesellschaftlichen Sitten und Gebräuche gehören. Keines dieser Elemente ist unveränderlich: Sie sind variabel, austauschbar, vergänglich. Es wäre also absurd zu behaupten, Schönheit oder Häßlichkeit würden als Grundwerte existieren.

Wenn man die Porträts von Frauen betrachtet, die in der Geschichte als schön gelten, stellen sich viele Fragen. Waren sie wirklich so hübsch? Würden sie heute immer noch als schön gelten, wie es die Chroniken behaupten? Mehrheitlich lautet die Antwort nein. Die üppigen Göttinnen auf Rubens Gemälden würden heute als Cellulitis-geplagte Monster bemitleidet. Die dicken Bäuche der Renaissance oder die vorgewölbten Stirnen auf den Porträts dieser Zeit sind meilenweit vom heutigen athletischen Ideal entfernt. Manchmal betrachten wir Bilder von Damen, über die wir nichts wissen, und fragen uns ratlos, ob man sie wohl für schön oder für häßlich gehalten hat. Ähnlich verhält es sich mit den Fotos von »imposanten Frauen« aus den Kabaretts am Anfang des XX. Jahrhunderts. Heutzutage wirken sie manchmal geradezu lächerlich. Wenn diese Starlets mit kurzen, strammen Beinen, riesigen Brüsten, breiten Taillen und angemalten Gesichtern der Gipfel an Schönheit waren, wie sah dann damals das Häßliche aus? Niemand kann mit Sicherheit ausschließen, daß die Zeitgenossinnen, die nicht dem Kanon der Zeit entsprachen, als häßlich bezeichnet wurden. Würden wir sie heute schön finden? Vielleicht ja.

Es gibt einen charakteristischen Beweis, der uns zeigt, wie groß der Einfluß der Moden und der Gewohnheiten bei der Beurteilung ist. Eine Frau in fortgeschrittenem Alter zeigt uns ein Foto aus ihrer Jugendzeit. Die normale Reaktion ist, daß man sie heute attraktiver findet als früher. Wie ist das möglich, wenn man doch davon ausgeht, daß die Schönheit mit den Jahren eher schwindet? Ganz einfach, der Stil der Kleidung, des Make-ups, der Frisur und der Schuhe ist uns näher und stimmt mehr mit dem flüchtigen Kanon der Gegenwart überein.

Die Schönheit der Frau existiert nicht, sie ist ein Mythos, eine Entelechie, eine Idealisierung. Und die vielgeschmähte »häßliche Frau«, die zu allen Zeiten verachtet wurde, hat es im Grunde auch nie gegeben. Und doch hat eine ganze Reihe von Frauen unter dem Stigma der Häßlichkeit gelitten, das die Frauen bis heute daran hindert, glücklich zu sein. Von allen Ungerechtigkeiten auf der Welt ist diese wohl die offenkundigste und die ungeheuerlichste.

JAHRHUNDERTE,
KANONS, GESICHTER

VOR DER WIRKLICHKEIT

Bevor es verläßliche Bilder von Frauen gab, also vor dem Aufkommen der Fotografie, mußte man sich an die Literatur, die Bildhauerei und die Malerei halten. Die in Texten und Gedichten enthaltenen Beschreibungen, die Büsten, die Gemälde, die Fresken, sie waren es, die die jeweils herrschenden Maßstäbe für Schönheit und folglich auch Häßlichkeit nachvollzogen oder überhaupt erst schufen. Der einzige Priester, der den Ritus der Darstellung ausüben durfte, war natürlich der Mann. Die Frau war jahrhundertelang fast ohne Ausnahme Objekt der Kunst, nie Subjekt, denn kaum einem unserer Vorfahren wäre es in den Sinn gekommen, Frauen könnten außerhalb ihres häuslichen Aufgabenbereichs künstlerisch tätig werden.

Zu behaupten, die Entscheidung, wer schön und wer nicht schön war, wäre allein vom männlichen Geschmack abhängig gewesen, ist allerdings eine grobe Vereinfachung. Kunst wurde mit sehr viel mehr Zielsetzungen ausgeübt als der rein ästhetischen. Bei der Erschaffung eines Werks spielen immer ideologische, ökonomische, politische, soziale und strategische Aspekte eine Rolle. Körper und Gesicht der Frau sind immer auch Spiegel der verschiedenen herrschenden und aufeinanderfolgenden philosophischen Systeme und Weltanschauungen. Alle Frauendarstellungen sind durch eine entsprechende Idealisierung verzerrt. Mit der Konsequenz, daß die realen Frauen danach strebten, den Stereotypen der Schönheit zu entsprechen, und daß alle, die von der Natur mit einer dem jeweils herrschenden Kanon widersprechenden Physis ausgestattet worden waren, als häßlich abgestempelt wurden.

Im antiken Griechenland waren die Frauen in Gynäzeen eingesperrt, und es war ihnen verboten, auf die Straße zu gehen.

Der Schönheitskanon wurde durch die eleganten in Marmor gehauenen Göttinnen vorgegeben: hohe, kleine Brüste, runde Körper, kräftige Beine, gedrechselte Arme. Wir wissen wenig über das Aussehen der realen Frauen, das bewegte Treiben auf den Straßen und Plätzen bei Tageslicht war ihnen verwehrt. Es gab jedoch das sogenannte Adonis-Fest, das auf den Dächern der Häuser in einer Julinacht gefeiert wurde. Es war nur für Frauen, und aus den Texten von Aristophanes und Platon wissen wir, daß die Frauen herausgeputzt im Schutz der Dunkelheit von einem Haus zum anderen gingen. Dort konnten sie sich gehen lassen, sie lachten und redeten über ihre wahren Wünsche, ungestört von der bevormundenden Präsenz der Männer.

Zwar haben wir keine Dokumente aus erster Hand über diese Feste, und wir wissen nicht, was die Frauen unter Herausputzen verstanden und was sie von den ihnen aufgezwungenen Schönheitskanons dachten oder wer aus welchen Gründen als häßlich galt. Aber wir bemerken die Verunsicherung in Platons Chronik, wenn er sich fragt, was wohl auf diesen Festen vor sich gehen mag, wo die Frauen die ganze Nacht aufbleiben und zusammen singen, lachen und tanzen. Es gibt in seinen Schriften sogar Andeutungen von lesbischen Beziehungen, obwohl die sorgfältige Toilette der Frauen in dieser Nacht vielleicht einfach dem Bedürfnis entsprach, sich selbst zu gefallen, da sie um keinen Mann wetteifern mußten. All das läßt vermuten, daß der Ritus geduldet wurde, weil er ein Ventil für die unterdrückten Bewohnerinnen der Städte war.

Es ist kein Wunder, daß die griechischen Frauen jeden Alters frivole Ablenkung brauchten. Wer von ihnen nicht schön war und versuchte sich zurechtzumachen, um eine gewisse Akzeptanz zu erreichen, hatte es sehr schwer. Das Ideal war die

Natürlichkeit, und verschönernde Veränderungen waren schlecht angesehen. Der Spartaner Lykurg verbot Kosmetika, weil sie »das weibliche Verhalten verderben«. Nur den Prostituierten war es erlaubt, sich künstlich zu verschönern, weshalb sie mit der Zeit als stigmatisierte, minderwertige Menschen an den Rand der Gesellschaft gedrängt wurden.

Die Römer waren, Imperialisten hin oder her, was die Rechte der Frauen angeht, fortschrittlicher. Den ästhetischen Kanon übernahmen sie noch direkt von den Griechen, aber das Bild der Frau gehorchte nicht länger nur einem leblosen Ideal. Statt dessen wurden jetzt auch Damen der Gesellschaft und Kaiserinnen in Stein gehauen. Schlanke, imposante Körper, edle Köpfe, wallendes, kapriziös frisiertes Haar, breite Hüften und betonte Bäuche. Es sind auch betagtere und beleibtere Matronen dabei, die durch ihre große Würde bestechen.

Außerdem waren die Römer für kosmetische Verschönerung (der Zutritt der Häßlichen zur Schönheit) weit empfänglicher. Es gab Thermen für Frauen, Gymnastik, Parfums, Schminke. Daß die Frauen in den Städten Gebrauch davon machten, spricht dafür, daß der Wunsch nach einem schöneren Äußeren durchaus akzeptiert war. Aber die übertriebene Verwendung von Kosmetik wurde von den satirischen Schriftstellern vehement kritisiert: Sie machten sich erbarmungslos über die Frauen lustig, die den Lauf der Zeit oder das Erbe der Natur ändern wollten.

Die Intoleranz gegenüber übertriebenem »Putz« ist auch ein Indiz dafür, daß häßliche Frauen, die viel künstlich übertünchen müssen, in der Gesellschaft nicht gern gesehen waren und eher Mitleid verdienten. Auch hier gibt es Zeugnisse von lateinischen Autoren, die über häßliche Frauen und deren angeblich grausame Behandlung ihrer erbarmungswürdigen Ehemänner herziehen –

der Beginn einer komischen Tradition mit der unattraktiven, übertrieben resoluten verheirateten Frau im Mittelpunkt, deren Mann nach ihrer Pfeife tanzen muß. Das Gegenstück dazu ist die junge Schönheit, an die man nicht gebunden ist und der die lüsternen Wünsche und wehmütigen Seufzer gelten.

Die römische Rechtsprechung erlaubte den Frauen, privaten Besitz zu haben, und Witwen durften in der Gesellschaft auch ohne Mann eine Rolle spielen. Aber bei allem Fortschritt kann man nicht behaupten, die Römer hätten in irgendeinem Lebensbereich das Prinzip der Gleichheit verfochten, schon gar nicht, wenn es um schön oder häßlich ging. Schönheit war für sie sehr wichtig, was in einer Kultur, in der die Genüsse, körperliche Kraft und der Kampf eine so überragende Rolle spielten, als durchaus logisch erscheint.

Sie kauften Sklavinnen wegen ihrer Schönheit, und nur die schöneren konnten hoffen, weniger harte Aufgaben zugeteilt zu bekommen als körperliche Arbeit. Frauen aus dem Volk konnten ihre Zukunft nur verbessern, wenn sie über genügend körperliche Reize verfügten, um geheiratet zu werden. Rom pries die Schönen und machte sich über die Häßlichen lustig, die freilich immerhin über einen gewissen Handlungsspielraum verfügten und ihr körperliches Erscheinungsbild durch Rasur und Pflege verändern durften. Es entstand hier ein kulturelles Verhaltensmuster, das über die Jahrhunderte hinweg weitergegeben wurde.

Man könnte meinen, daß eine Epoche wie das Mittelalter, mit all seinem religiösen Mystizismus, geistiger Kasteiung und der Allgegenwart des Todes, weiblicher Schönheit keine besondere Bedeutung eingeräumt hat. Das Gegenteil ist richtig, denn weibliche Schönheit wurde jetzt idealisiert, indem man sie als Metapher des Guten darbot, und die geltenden Vorstellungen wurden so anspruchsvoll wie zu späterer Zeit nie mehr.

Die Frau, die die Reinheit repräsentierte, wurde in das Korsett der Jungfräulichkeit gesperrt, und noch das kleinste Detail wurde nun reglementiert: dünne, geschwungene Augenbrauen, lebendige Augen, gewölbte Lider, rundes Kinn, blonde, lange Haare, vorstehender Bauch und wohlgeformter Rücken, kleine Brüste und schmale Hüften. Und sie durften eigentlich nicht älter als fünfundzwanzig sein. Daß diese ätherischen jungen Frauen das Gros der weiblichen Bevölkerung bildeten, ist nicht anzunehmen; im Gegenteil, die aus diesen vielen Regeln und Vollkommenheitsvorschriften herausfallenden Frauen waren in der Mehrzahl. Zum Glück war es keine günstige Zeit für Galanterien und Zurschaustellungen, sondern ein Zeitalter der Arbeit und des Gebets, in dem das mönchische Leben als vorbildlich galt. Es war eine historische Epoche, in der die Menschheit von Armut und Krankheiten gegeißelt wurde, so daß die Schönheit auf der Werteskala einen sekundären Platz einnahm. Aber die Literatur und die Malerei führen uns auf belebte Märkte, wo die Frauen schöne Tücher, Schmuckbänder und Rasierzeug kaufen und dem Schönheitsideal nachjagen konnten. Die Religion verbot Bäder und Kosmetik, aber wie schon im Falle des antiken Griechenlands ist die Frage erlaubt, bis zu welchem Punkt die Frauen sich an die Diktate der Kirchenväter hielten.

Der Dichter Ronsard hat uns die Beschreibung einer seltsamen häßlichen Frau hinterlassen: »Sie ist älter als fünfundzwanzig. Sie hat schwarzes, krauses Haar, ein sonnengegerbtes, fleckiges Gesicht, eine Affen- oder Katzennase, einen verkniffenen Mund, schankröse, löchrige Zähne. Solche Hexen sind die Inkarnation des Lasters und mit Satan im Bunde.«

Im Süden Europas war dieser dunkle Frauentyp mit sonnengegerbter Haut sicherlich der am meisten vertretene. Warum also diese haßerfüllten Worte? Dann aber nimmt die Beschreibung eine überraschende Wendung: »Aber um das starke Geschlecht in die Hölle zu locken, hat sie alle verführerischen Reize: leicht abfallender Rücken, lange Haare, schmale Hüften, wohlgeformte Taille, vorgewölbter Bauch.«

Hier stehen wir vor einer bedeutsamen Dichotomie. Einerseits wird uns eine theoretisch abstoßende Frau beschrieben, ein Symbol des Teufels, aber andererseits heißt es, dieses »Ungeheuer« wirke anziehend auf die Männer und bringe sie auf den Pfad des Bösen. Der heilige Hieronymus hat es klar gesagt: »Diese Amazonen des Teufels töten in der Frau das Bild der Jungfrau Maria.« Offenkundig hielt sich das Volk, wenn amouröse Dinge im Spiel waren, nicht unbedingt an die ästhetischen Kanons. Die waren eindeutig durch die Religion manipuliert, die auch die Kunst für ihre Zwecke nutzte.

Nein, wir sollten uns nicht täuschen: Bevor das reale Bild existierte, haben moralische Symbole, politische und ideologische Wunschvorstellungen Regeln für Schönheit und Häßlichkeit aufgestellt, die Mann und Frau von der Straße wahrscheinlich kaum beachtet haben. Wir wissen nichts über die häßlichen Frauen jener Zeit, denn sie sind immer noch zwischen satanischen Vergleichen, burlesken Versen und einer manipulativen Ikonographie verborgen.

Die Renaissance ist eine Epoche, in der der menschliche Körper wie eine aus Stein gemeißelte Konstruktion betrachtet wird. Aber es ist der Körper des Mannes, der von diesem neuen rationalistischen Strom erfaßt wird. Die Frau rückt in den Hintergrund, die Porträts dienen vornehmlich gesellschaftlichen oder amourösen Zwecken. Wenn man das Bild der Dame auf der Leinwand betrachtete, konnte man sich heimlich in sie verlieben oder den Freunden zeigen, daß man eine schöne Frau oder Geliebte hatte und das Geld, sie porträtieren zu lassen.

Die Würde der großen Gestalten, die Betrachtung des Körpers als eines der Wunder der Schöpfung, davon blieben die Frauen ausgenommen. Man muß nur einen Blick in die Sixtinische Kapelle werfen, und man sieht, wie wenig Frauendarstellungen es dort gibt und wie funktional diese wirken, wenig anmutig, beladen von Umhängen und Kleidern.

Wenn man die schönen Renaissanceporträts von Damen betrachtet, findet man ähnliche Schönheitskanons wie im Mittelalter, nur daß sie weit entfernt von den durch die Religion aufgezwungenen symbolischen Vereinfachungen sind. Aber es ist nach wie vor eine klare Idealisierung vorhanden, die jede Form des Häßlichen ausschließt. Wenn es eine Kehrseite des Kanons gibt, dann haben wir davon kein bildliches Zeugnis. Häßliche Frauen existieren nicht, zumindest nicht intentional. Alles kündet von Liebessymbolen, Harmonie, platonischer Liebe, der natürlichen Tendenz der Frau zum Göttlichen. Auf den Porträts der frühen Renaissance werden die Damen immer im Profil dargestellt, denn Ehrbarkeit und gutes Benehmen verboten es, den Betrachter direkt anzusehen. Oft hatten diese Bilder den Zweck, daß der Mann eine Frau auf Entfernung auswählen konnte. Alles wurde durch den Filter der Schicklichkeit und des Dekorums gezogen. Leonardo da Vinci war der erste Künstler, der es wagte, eine Frau von vorne zu malen, aber auch sie, Ginevra de Benci, sieht nach der bestehenden ästhetischen Ordnung schön aus.

In der nichtreligiösen Kunst der Renaissance entstand ein männlicher Stereotyp. Der Mann mußte stark, männlich und würdig sein. Aber es existieren auch Bilder, die ihren Besitzer mit wenig anmutigen körperlichen Merkmalen zeigen, ja, es gibt tatsächlich häßliche Männer auf den Auftragsporträts. Eigenschaften wie Stärke, Männlichkeit oder Würde gingen nicht direkt aus der Anatomie hervor, sondern sie waren Abstraktionen eines Verhaltens, das mit Schönheit nichts zu tun hat. Diese Tugenden konnte man sich allmählich aneignen, ebenso wie das Verdienst, sie zeigen zu dürfen.

Und wieder bleibt die Idealisierung der Frau auf das Körperliche beschränkt, während der Mann auch moralische Qualitäten hat. Wie dagegen ankämpfen? Würdig, kräftig oder männlich – das alles kann man durch eigene Anstrengung werden, aber die Schönheit ist ein Geschenk des Himmels.

Im XVII. Jahrhundert, einer Epoche von Malergenies, totalitären Königen, märchenhaft reichen Aristokraten, opulenten Fürstenhöfen, voller Lustbarkeiten und Ausschweifungen, trat unter den Segnungen des barocken Füllhorns die Idealisierung der Frauen ein wenig in den Hintergrund. Man versuchte jetzt, das Häßliche zu verschleiern. Das Bild der Frau war nicht länger eine Standarte für Religion, Herkunft oder Namen, die Künstler hielten sich statt dessen mehr an Körper aus Fleisch und Blut. Die spanischen Porträts von Königinnen und adeligen Damen sind noch sehr eklektisch und vor allem bei Velázquez beladen von religiösen Vorurteilen und Klassendenken. Man muß in die Niederlande gehen, um die Frische des täglichen Lebens, das Zeugnis der Wirklichkeit zu finden. Bei Rembrandt stoßen wir zum ersten Mal in der Geschichte weiblicher Darstellung auf Frauen, die nicht das Symbol von etwas sein sollen und die nicht in Funktion von irgend etwas gemalt wurden. Es sind einfach Frauen. Sein Porträt *Juno* (1662–1665) ist eine Augenweide. Wir sehen darauf eine junge Frau in reicher bürgerlicher Tracht, füllig, sinnlich, anmutig, mit fleischigen Lippen, roten Wangen, einer flachen Nase, lachenden Augen und einem kleinen Doppelkinn. Großzügiger, üppiger Ausschnitt, wallendes Haar. Alles an dieser Juno zeugt von Lebenslust, von unverdorbener Sinnlichkeit. Auffällig ist ihre Zeitlosigkeit. Rembrandt hielt sich an das Ideal realer Schönheit, wie sie auf den Straßen zu finden war. Hier haben wir einen Kanon, der nicht ideologisch verzerrt ist. Juno könnte eine amerikanische Studentin der Gegenwart sein, ein Mädchen vom Lande, eine junge, etwas füllige, aber selbstsichere junge Frau. Das Gewicht und die Maße entsprechen nicht dem stilisierten Kanon unserer Zeit, aber wir empfinden sie immer noch als schön, voller Anmut, lebendig. Eine richtige Frau.

Rembrandt hat nicht nur schöne, robuste, rundliche Frauen gemalt, wie es dem Geschmack der Zeit entsprach. Er hat auch häßliche Frauen dargestellt. Auf einigen seiner Bilder sehen wir lachende Münder mit schiefen Zähnen, schlaffe Doppelkinne, rote Nasenspitzen, Hängeohren. Seine Akte sind von einem Realismus, der direkt in die Moderne weist. Die Körper werden ohne jeden Idealismus dargestellt, die Zeichen der Zeit oder des Vulgären sind deutlich zu erkennen. So weit entfernte er sich von der Norm, daß er bei seinen Zeitgenossen auf Unverständnis stieß. Nach seinem Tod fiel man über ihn her und beschuldigte ihn, nicht originalgetreu und ohne Sinn für Ästhetik gemalt zu haben. Der holländische Dichter Andreas Pies etwa fand: »Er wählte freiwillig häßliche, vulgäre Frauen anstelle der Raffinesse einer griechischen Venus.« Ein bedeutsamer Vorwurf, denn wir können daran ablesen, bis zu welchem Punkt häßliche Frauen als Kunstobjekt verboten waren. Häßlichkeit, wenn es sie gab, mußte wie ein Mangel gelebt werden, sie durfte nicht zur Schau gestellt werden, vor allem nicht in Räumen wie der Malerei, die der Erhebung des Geistes dienen sollten.

Am französischen Hof des Sonnenkönigs war Häßlichkeit zwar ebenfalls nicht gut angesehen, aber häßliche Frauen von hohem gesellschaftlichem Rang durften auf die ungeheuerlichsten Kunstmittel zurückgreifen. Das Zeitalter Ludwigs ist das goldene Zeitalter der Kosmetik, die die Wirklichkeit bis zur Lächerlichkeit verschleierte. Reispuder, falsche Muttermale, Rouge, Kohlestifte zur Umrandung der Augen, Krinolinen, Perücken, reichlich verzierte Kleider, Fischbeinstäbe, Korsetts ... alles schien erlaubt, um das gewünschte Aussehen zu erzielen und in den Salons brillieren zu können. Diese vom Ideal des Künstlichen ausgehende Mode eint das Schicksal von Schönen und Häßlichen. Eine nach sorgfältiger Toilette »herausgeputzte« Hofdame ist eine Maske. Der Körper wird durch die »Vorrichtungen«, mit denen die Unterwäsche ausgerüstet ist, deformiert, und das Gesicht ist das einer Puppe. Es war eine gute Zeit für die äußerlich weniger üppig Beschenkten, vor allem wenn sie Talent besaßen, denn sie konnten durchaus in der Gesellschaft reüssieren. Eine Frau mit Esprit und scharfer Zunge konnte es sich erlauben, nicht schön zu sein. Auch wenn Intellektuelle wie Molière und Voltaire Satiren über die Bemühungen, schön zu erscheinen, und über die weiblichen Gehversuche in der Welt der Kultur geschrieben haben. Außerdem waren auch die Männer der Tyrannei der Verschönerung durch das Künstliche ausgesetzt, man kann also, was den Körper angeht, von einem Gleichheitsprinzip zwischen den Geschlechtern sprechen.

Aber von einer Demokratisierung der Schönheit und von einer Annäherung der ästhetischen Postulate für Männer und Frauen kann man deshalb noch lange nicht sprechen. In der Zeit des Absolutismus diente der bizarre Schönheitskanon den Aristokraten und Höflingen in erster Linie dazu, den Massen gegenüber den eigenen Rang zu definieren, denn die Massen benutzten keine Kosmetika, sie trafen sich nicht in Salons, ja, sie hatten nicht einmal das Recht, als schön oder häßlich betrachtet zu werden.

Während der Französischen Revolution schleifte der sogenannte Pöbel nicht nur die Mauern der Bastille, sondern auch das künstliche Schönheitsideal. Aber diese radikale Veränderung bedeutete nicht, daß die Künste endlich die Frau so akzeptierten, wie sie war. Allegorie der Republik war und ist die schöne Marianne, eine junge Frau mit üppigen Brüsten, die den neuen Kanon weiblicher Schönheit, gekoppelt an die Ernährungsfunktion der Frau, symbolisiert. Die Revolution muß all ihre Kinder gleich ernähren.

Erneut wurde die weibliche Schönheit durch Idealisierung auf einen Thron gehoben, diesmal auf der Grundlage politischer Kriterien. Dargestellt wurden jetzt natürliche, reine Gesichter Gegenentwürfe zur dekadenten Künstlichkeit, zu der mit dem verfallenden Adel identifizierten Scheinwelt. Körperhygiene und vernünftige Ernährung werden wichtig und müssen folglich schöne Frauen hervorbringen mit natürlich roten Wangen, deren Gesichter und Körper echte Gefühle und Empfindungen widerspiegeln. Schön sein wurde wieder schwierig für die, denen die Natur Anmut versagte, so demokratisch das Leben auch geworden sein mochte. Zumindest beschenkte der neue Wissenschaftsgeist mit seinen hygienischen Fortschritten alle Frauen, nicht nur die schönen.

Zur Aufklärung gehörte auch die Erkenntnis, daß Intelligenz kein Geschlecht hat. Wenn Frauen fähig waren zu denken, zu schaffen und sich ein korrektes Urteil zu bilden, war es nicht länger nötig, sie nur nach ihrer äußeren Erscheinung zu bewerten. Dennoch blieb Schönheit weiterhin ein Kapital, und die weibliche Schönheit blieb eine Inspirationsquelle für Dichtung und Kunst.

Erst ein Malergenie wie Goya rettete die häßlichen Frauen aus der künstlerischen Verbannung. Die weiblichen Porträts des spanischen Meisters nehmen Rembrandts Entdeckungen und in geringerem Maße auch die von Velázquez auf und wagen es, das wahre physische Erscheinungsbild der Frauen zu zeigen. Goyas aristokratische Auftraggeberinnen, Marquisen, Herzoginnen, Infantinnen und sogar Königinnen, sie alle erschienen mit all ihren physischen Defekten auf der Leinwand, und häufig spiegelten die Gesichter auch ihre Dummheit, ihre Gier oder ihren widerwärtigen Charakter. So streng blieb Goya in seinem Realismus, daß sich die Frage stellt, warum die porträtierten Damen sein schonungsloses Bild widerspruchslos hinnahmen.

Bei seinen volkstümlichen Themen, den Mädchen aus dem Volk, kehrte der Maler wieder zur weiblichen Schönheit zurück. Wenn er die Wahl hatte, verfiel auch er der Idealisierung von Jugend und Schönheit, allerdings ohne seinen Gestalten Symbolcharakter zu geben. Häßliche oder alte Frauen hingegen benutzte er durchaus als Symbol für Tod, Finsternis, Torheit, Eitelkeit oder Neid, vor allem in seinen schrecklichen Radierungen. Er mag in vieler Hinsicht ein Erneuerer sein, aber er war immer noch von den uralten Traditionen beeinflußt, die die weibliche Häßlichkeit in den Mittelpunkt allen Übels stellen.

Die Romantik kehrt zurück zur ausgefeilten Stilisierung des Künstlichen. Die Schönheitsideale verbanden sich mit der dunklen Seite der Frau. Man mußte jetzt stilvoll, blaß, dünn, leicht kränklich sein. Die Häßlichen verschwanden aus der Kunst. Aber das XIX. Jahrhundert brachte auch den Aufstieg einer machtvollen Arbeiterbewegung, die moderne Klassenteilung und die Vormachtstellung des Bürgertums. Immer häufiger ging jetzt die Kunst ihre eigenen Wege, die nicht immer Einfluß auf die Gesellschaft nehmen. Zwar mochten zu Göttinnen stilisierte, phantasmagorische Frauen *gothic novels* und präraffaelitische Bilder bevölkern, aber die Frauen der Bourgeoisie gingen mit ihren Freundinnen zum Tee und zeigten an ihren fülligen Körpern und den Farben der Kleidung, daß das Bankkonto der Familie gut gefüllt war.

Zum ersten Mal in der Geschichte befreite das Geld die Frauen aus dem Korsett ästhetischer Leitvorstellungen. »Vielleicht entspreche ich nicht dem Idealbild der schönen Frau, aber mein Mann hat eine sehr gutgehende Fabrik«, wird mehr als eine Frau aus der Bourgeoisie gedacht haben, während sie das Rouge auftrug, um sich ins Vergnügen zu stürzen. Unter dem Diktat der Mode rückten Kosmetika und Haarteile wieder in den Vordergrund. Eine Frau, die nicht schön war, aber viel Geld hatte, konnte immer mit Nachsicht rechnen, denn sie galt wenigstens als »gute Partie«. Gehörte sie hingegen nicht zur herrschenden Schicht, war Schönheit immer noch die Haupteigenschaft, auf die eine Frau bauen konnte, um ihr Ziel zu erreichen: die Ehe. Die Richtlinien für die Schönheit waren nicht mehr so tyrannisch wie ehedem, aber ganz gleich, wo man hinschaut, weder waren die Frauen Herrinnen ihres eigenen Lebens, noch durften sie, von wenigen Ausnahmen abgesehen, einer künstlerischen oder gar lukrativen eigenen Tätigkeit nachgehen. Und was ihren Körper betraf, so wurde ihnen noch lange nicht jene Nachsicht zuteil, die man den Männern angedeihen ließ. Von Theophile Gautier stammt der Satz: »Ein Mann des Geistes muß dick sein. Körperliche Trägheit ist der Born geistigen Reichtums.« Eine perfekte Ausrede, die keine Frau ins Feld führen konnte.

NIE UNGEFILTERT

Verzerrte Bilder, Kanons, Porträts, künstlerische Maßstäbe, Manipulation, Idealisierungen verschiedenster Art – all diese Filter, durch die der weibliche Körper hindurchgeht, verhindern jene zumindest potentiell objektive Darstellung der Frau, die die Fotografie ermöglichte. Jahrhundertelang bestimmten Religion, Philosophie, Ästhetik, Politik und Moral, wie die schöne Frau auszusehen hatte. Vermittler all dieser Verwandlungen war immer der Mann.

Aus diesem knappen historisch-ästhetischen Abriß scheint sich zu ergeben, daß häßliche Frauen nicht existierten. Abgesehen von einigen späten Fällen war offenbar kein Künstler oder Schriftsteller bereit, die Existenz von Frauen zur Kenntnis zu nehmen, die nicht schön waren, und wenn, dann höchstens in satirischer oder moralisierender Absicht oder um schreckliche Dinge zu symbolisieren.

Was aber haben diese Frauen die ganze Zeit gemacht? Haben sie sich umgebracht, weil sie nie und nimmer den ihnen von den Männern aufoktroyierten Idealen entsprechen konnten? Haben sie sich im hinterletzten Winkel verkrochen? Angefangen bei den privaten Adonis-Festen im antiken Griechenland bis zu den dick und aufgedonnert durch das Paris des 19. Jahrhunderts stolzierenden bourgeoisen Matronen bleibt der Eindruck, daß die Wirklichkeit der Frauen woanders war, weit weg von Schminke und Schönheitskanons.

Nur ganz wenige Frauen in der Geschichte waren Göttinnen, Adelige, Königinnen oder Nymphen. In der Mehrzahl widmeten sie sich wie die Männer der Feldarbeit und der Aufzucht und Pflege der Tiere. Sie erledigten darüber hinaus die harte Arbeit im Haushalt, und sie gebaren viele Kinder. Mußte man schön sein, um diese Aufgaben zu erfüllen, oder half es dabei? Wenn wir von Schönheit in vergangenen Zeiten sprechen, geht es dabei kaum um die Frauen aus dem Volk. Sie existierten nicht, wie auch die Männer, die von morgens bis abends das Land beackerten.

Obwohl sie kaum im Vordergrund standen, ist es erstaunlich, wie gern die Frauen aller Epochen, auch die armen, Schmuck, Schminke und Parfums verwendeten. Ich habe dafür keine anthropologische, kulturelle oder genetische Erklärung, aber es scheint, als hätten alle Frauen immer schon Freude daran gehabt, sich herzurichten. Wollten sie einfach schöner sein? Haben sie diese Gewohnheiten von ihren Müttern übernommen und, ohne sie zu hinterfragen, weitergeführt? War das einer der wenigen ihren Körper betreffenden Bereiche, in denen sie frei handeln konnten? Ich weiß es nicht, aber wir können aus der Natur der verschiedenen Kunstgriffe ableiten, welche Form von Schönheit Frauen anstrebten, die nicht schön waren oder sich selbst in irgendeiner Weise als häßlich empfanden.

Moralisten und Priester haben sich nie damit abgefunden, daß die Frau sich herausputzt und schminkt. Auch die Künstler und die Intellektuellen konnten sich nicht für die weibliche Verschönerung begeistern. Fast immer wird sie als Täuschung, Verschleierung, als Symbol des Diabolischen oder schlichtweg als lächerlich beschrieben. Aber die Schönheitsindustrie hat von der Bibel bis zum Aufkommen der Fotografie nie stillgestanden, sie hat immer »weniger Schöne« gefunden, die von ihr profitieren wollen, und Schöne, die davon überzeugt sind, daß sie ihre Attraktivität noch steigern können.

Die im alten Ägypten hergestellten Kosmetika waren jahrhundertelang berühmt. Die Hauptsorge der Ägypterinnen galt der trockenen Wüstenluft. Ihretwegen entwickelten sie Cremes mit Engelwurzextrakt, Sandelholz, Kamillenblüte, Honig und Mandelöl. Die außerordentlich komplizierten Rezepturen, die von tagelangem Einweichen, Filter- und Verflüssigungsprozessen zum Gewinn von Pflanzen- und Wurzelsäften sprechen, sind bis heute erhalten geblieben.

Aber das geschah nicht nur zu einer Zeit und in einer Kultur: In der gesamten Geschichte der Menschheit hat der Versuch, das Erscheinungsbild zu verbessern, Veränderungen, Handel, Reisen, Entdeckungen und Industrien hervorgebracht.

Es gibt keinen Makel, gegen den es nicht auch ein Mittelchen gibt. Man hat versucht, dunkle Haut zu bleichen, krauses Haar zu glätten, den Augen durch Lidschatten mehr Größe und Tiefe zu geben, die Jugend zu erhalten, die Lippen zu färben, den Wangen rote Farbe zu verleihen, die Wimpern zu biegen, den Augenbrauen durch Haarentfernung einen schönen Schwung zu geben. Die Frauen der Renaissance zum Beispiel entfernten das Haar im vorderen Kopfbereich und verschoben den Haaransatz nach hinten, um ihren Zügen mehr Weite zu geben und den Eindruck einer hohen Stirn zu erzielen. Die Haare wurden gefärbt, gelockt, mit Ölen und Lotionen eingerieben, damit sie glänzten.

Auf den Hals kamen spezielle schon seit der Antike bekannte Umschläge. Bäder und Parfums waren seit Menschengedenken bekannt. Die Korsetts entstanden im Mittelalter, und Jahrhunderte später wurden sie immer komplexer, bis sie zu echten Rüstungen wurden, die die weibliche Figur nach dem Geschmack des Augenblicks modellierten. Die Hände mußten weiß sein und wurden zu diesem Zweck mit Kräutercremes behandelt. Die Füße mußten schmal und klein bleiben, damit sie weiblich aussahen. Frauen mit großen Füßen mußten diesen Makel verbergen und litten oft große Qualen. Im kaiserlichen China herrschte die grausame Praxis, den Mädchen die Füße zu bandagieren.

Verschönerungsversuche betrafen nicht nur Gesicht und Körper, sondern auch den Schmuck. Kleider, Pelze, Kopfputz, Stoffe, Schals, Edelsteine, Dessous, Kämme ... die Liste ist endlos.

Häßlichkeit war offenbar etwas Bedrohliches, sonst wäre sie nicht an so vielen Fronten bekämpft worden. In hochentwickelten Gesellschaften wie dem antiken Rom oder dem Europa der Renaissance mochten das Recht und die Künste blühen, komplexe Handelsformen und immer größere Städte entstehen, die Frau aber blieb weit mehr noch als der Mann ein durch Gesetze und Sitten in seiner Handlungsfreiheit beschränktes Gruppenwesen, dazu da, Kinder zu gebären, Tugend und vor allem Schönheit zu repräsentieren. Die Frau mußte zum Gefallen des Mannes schön sein, ihm als künstlerische Muse dienen, sein Ansehen in der Gesellschaft steigern, seinen Kindern ein ansprechendes Äußeres vererben.

Indem sie ihr Äußeres pflegten, wollten die Frauen zeigen, daß ihnen am Urteil des Mannes etwas lag. Mithilfe von Schminke, Ölen und Parfums taten sie ihr Interesse kund, von einem Mann ausgewählt zu werden, ihren Wunsch, zu gefallen. Hätte sich eine Frau erdreistet, bewußt ihr Erscheinungsbild vor den anderen zu vernachlässigen, hätte man das nie geduldet. Das für den Mann akzeptable Gleichgewicht zwischen Künstlichkeit und Natürlichkeit zu finden war allerdings keine leichte Aufgabe. Quevedo warnt vor den Damen des spanischen Hofes:

Große Frauen wirst du sehen,
aber sie sind wie Bienenkörbe:
Die Hälfte, Waben und Kork
und das übrige, Honig und Wachs.

Manchmal war alles vergeblich, denn immer wieder entdeckten pseudowissenschaftliche Urteile charakteristische Defekte im Erscheinungsbild eines bestimmten Frauentyps oder ganzer Nationen. Anfang des 19. Jahrhunderts verfaßte die Baronin Staffe ein Traktat über Schönheit und Häßlichkeit. Darin kann man lesen:

»Die Engländerinnen und die Deutschen haben große Füße, weil sie viel Bier trinken, während in den Ländern, in denen Wein getrunken wird, Frankreich, Spanien, Italien, der weibliche Fuß sehr fein und zierlich ist.«

In der antiken Welt galt Häßlichkeit als eine Schande, und seitdem haben sich alle nicht mit Schönheit gesegneten Frauen gefühlt, als hätten sie eine Pflicht nicht erfüllt. Nicht, daß es nicht noch andere wertvolle Eigenschaften gab. Tugend und Sittsamkeit standen bei der Geistlichkeit hoch im Kurs und boten eine Möglichkeit, die schlechte Reputation aufzubessern. Aber im Herzen der Frauen blieb für immer eingebrannt, daß sie verpflichtet waren, mangelnde Attraktivität um jeden Preis zu kompensieren.

Ein beliebtes Thema in der Literatur ist das häßliche Entlein. Einer häßlichen Frau gelingt die totale Verwandlung, und sie wird zu einer Schönheit, die die Leute fasziniert. Von Theaterstücken wie *Pygmalion* bis hin zu Filmen wie *Pretty Woman* oder Fernsehserien wie *Yo soy Betty, la fea* kommt die Geschichte von Frauen, die etwas aus sich machen, beim Publikum immer gut an. Niemand empfindet den Druck auf die häßlichen Entlein, die ein Schwan werden wollen, als Angriff auf die persönliche Freiheit. Aller Welt erscheint es normal, daß unattraktive Mädchen buchstäblich alles versuchen, um ihre Begrenzungen hinter sich zu lassen. Und wie die Zeiten sich ändern: In *Pygmalion* konzentrierte sich die Verwandlung noch ganz auf kulturelle Werte: auf Eleganz, korrekte Sprache und Akzent. In *Pretty Woman* verschob sie sich auf die Vorteile, die das Geld mit sich bringt: teure, geschmackvolle Kleidung, erstklassige *locations*, aufwendige Reisen. Die in Kolumbien produzierte Telenovela *Yo soy Betty, la fea* brachte es fertig, einen halben Kontinent Abend für Abend vor dem Fernseher zu versammeln, um der rein körperlichen Verwandlung einer nicht besonders hübschen Sekretärin zuzuschauen. Beim Friseur hörte ich einmal eine ältere Dame einen alten spanischen Satz zitieren. Als der Friseur ihrer Frisur den letzten Schliff gab und schmeichlerisch zu ihr sagte, sie sehe gut aus, antwortete sie: »Die jungen müssen sich herrichten, um zu gefallen, und die alten, um nicht zu mißfallen.« Die alte Dame war ein lebendiges Zeugnis eines vor vielen Jahrhunderten entstandenen Erbes, das von Generation zu Generation an alle Frauen auf der Welt weitergegeben wurde.

HÄSSLICH UND SCHLECHT

Genauso wie die Männer die schöne Frau idealisierten, indem sie Schönheit und Tugend gleichsetzten, wurde in zahlreichen historischen Phasen in der Vorstellungswelt die häßliche Frau mit Schlechtigkeit assoziiert. Die Furien, die Parzen, die Harpyien und die Medusa, Göttinnen der griechisch-römischen Mythologie, waren grauenhafte Monster. Die schwarze Pest wurde im Mittelalter als abscheuliche Frau dargestellt. In der romanischen Welt ist der Tod weiblich und zeigt unter dem dunklen Umhang und der Sense ein widernatürliches Gesicht. Die Schriftsteller des Goldenen Zeitalters und der Aufklärung weideten sich in ihren Satiren an alten und häßlichen Frauen, die jung und schön aussehen wollten, um die anderen zu täuschen oder sich einen Ehemann zu angeln. Die Celestina ist alt und abstoßend. Schneewittchens Stiefmutter betrachtet sich obsessiv im Spiegel und erreicht, obwohl sie nicht schlecht aussieht, nie die Lieblichkeit ihrer Stieftochter. Die Hexen vereinen von Shakespeare bis zum Volksmärchen ihre schrecklichen Praktiken mit entsetzlichen Gesichtern und mißgebildeten Körpern. Sogar der Teufel, der aufgrund seines Namens eigentlich immer nur Männergestalt haben kann, wird oft als abscheuliche Frau dargestellt.

Und dennoch waren in allen Epochen, in denen religiöse Moral das Alltagsleben bestimmte, Reden gegen die Schönheit üblich. Der Mann sollte sich für die Ehe eine tugendhafte Frau aussuchen, auch wenn sie häßlich war. Ähnlich verhielt es sich zu den Zeiten, in denen Vernunft die christliche Moral ersetzte. Die Aufklärer rieten in ihren Werken, die Intelligenz der Frauen zu berücksichtigen, und wetterten gegen Zweckehen. Ihre wütenden Attacken galten der Praxis der Ehe zwischen altem Mann und jungem Mädchen, denn die Schönheit der Jugend, so ihr Argument, sei kein käuflicher Wert. Sollten sich reiche Witwer doch Frauen in ihrem Alter suchen und andere weibliche Eigenschaften zu schätzen lernen.

Der Graben zwischen Idealisierung und Moral hätte größer nicht sein können. Für die Frauen, deren Körper und Gesichter nicht dem Kanon entsprachen, war dieser große Abstand zwischen Realität und Ideal ein Stück Hoffnung. Wie aber sahen die Tugenden aus, die man der Schönheit gegenüberstellte und die man an der künftigen Frau für wünschenswert hielt?

Nur im antiken Rom und im Paris des XVIII. Jahrhunderts galt weibliche Intelligenz als positive Eigenschaft. Aber man muß hier natürlich differenzieren: In Rom ging es um Eigenschaften wie Charakterstärke, Anstand und Urteilsfähigkeit, keinesfalls war Intelligenz im modernen Sinn gemeint, das heißt als Abstraktion, die zum Studium, zu intellektueller Tätigkeit, politischem Handeln oder Kreativität befähigt. So war es im Frankreich des XVIII. Jahrhunderts. Man schätzte damals die Erziehung, den Geistesreichtum und die Fähigkeit zur Konversation und zur eigenen Meinung der Frauen, alles natürlich in Grenzen – die *femmes savantes*, die ihre gesellschaftlichen Grenzen als Frau überschritten, bekamen Molières Spott zu spüren.

In der langen Geschichte des Okzidents gehen die weiblichen Eigenschaften, die mit der Schönheit konkurrieren können, nicht über das übliche hinaus. Frömmigkeit, Gutmütigkeit, Fleiß, Diskretion, Mildtätigkeit, Sittsamkeit und Friedfertigkeit sowie die Eigenschaft, eine gute Mutter und aufmerksame Ehefrau zu sein, konnten aus einer häßlichen Frau eine bessere Partie machen.

Ein Blick genügt, und man erkennt, daß sie alle mit den traditionellen Beschäftigungen des weiblichen Geschlechts zu tun hatten: Ehe, Mutterschaft, Arbeit und Gebet. Wenn eine Frau sich von der Verpflichtung, schön zu sein, befreit fühlte, weil ihr dazu die Voraussetzungen fehlten, lasteten sogleich andere Verpflichtungen auf ihr. Für die Schuld, ein so vom Zufall abhängiges Gut wie die Schönheit nicht zu besitzen, mußte die Frau ausnahmslos teuer bezahlen. Nur wenn sie ein Ausbund an Moral und Fügsamkeit war, konnte sie erreichen, daß man ihr ihre große Sünde verzieh.

PERVERSE SCHÖNHEIT

Die romantische Werteskala stürzte die traditionellen Schemata um. Zum ersten Mal schloß die Idealisierung weiblicher Schönheit auch die moralisch verkommenen oder zweifelhaften Frauen mit ein. Ende des 19. Jahrhunderts erschien die Gestalt der *femme fatale*. Die Präraffaeliten, die Symbolisten und der Jugendstil spielen in ihren Bildern mit der Inthronisation der neuen Heldinnen des Bösen.

Dekadenz und amoralische Ästhetik des Fin de Siècle waren der ideale Nährboden für böse schöne Frauen. Dante Gabriel Rosetti, Gustave Moreau, Gustav Klimt, Félicien Rops, John William Waterhouse malten Bilder, auf denen Bosheit, Falschheit, das Verworrene und das Unheil die Gestalt von Frauen aus der Mythologie, der Geschichte oder der Bibel annehmen.

Salome, die schöne Tochter des Königs Herodes, verliebt sich in den gefangenen Johannes den Täufer. Als sich der gefestigte Gottesmann, wie nicht anders zu erwarten, standhaft erweist, fordert sie von ihrem Vater den Kopf des Propheten als Lohn für den Tanz, mit dem sie ihn zuvor entzückt hat und für den er ihr alles, was sie wolle, versprochen hat. Sie ist eine der emblematischen Frauengestalten in der Kunst und der Literatur dieser Zeit. Aubrey Beardsley hat sie gezeichnet, Oscar Wilde brachte sie auf die Bühne, und Richard Strauß widmete ihr eines seiner frühesten, avantgardistischsten Opernwerke. Andere geheimnisvolle und unergründliche Wesen, wie die Göttinnen Astarte und Pandora, wie Proserpina, Circe, Helena von Troja, biblische Gestalten wie Judith, Eva, Dalila, mögen den Mann ins Verderben bringen und die dunkelsten Seiten symbolisieren, aber sie tragen immer die Züge wunderschöner Frauen. Sie sind Embleme von Sinnlichkeit, Sexualität und Verführung; sie sind begehrenswert, und sie sind interessant. Nur wenn sie schön ist, kann eine Frau es sich erlauben, böse zu sein und Erfolg zu haben. Ist sie häßlich und böse, darf sie sicher sein, daß alles Feuer der Hölle über sie hereinbricht und alle Versuche, das Böse in die Welt zu bringen, scheitern.

Genauso verhält es sich auch bei den anderen Typen, wie den Prostituierten oder den rätselhaften Monstern in Frauengestalt wie der Sphinx, der Sirene oder der Medusa. Auch wenn sie Symbole des Bösen sind, haben die Gestalten doch ein gewisses Maß an Verführungskraft, Weisheit oder Geheimnis, das man den Häßlichen nicht zugesteht. Immer wenn die metaphorische Übertragung luzide und interessant wird, sind die Häßlichen nicht eingeladen. Sollen sie doch erst einmal ihren häuslichen Pflichten nachkommen, wenn sie tanzen wollen!

BEHINDERUNGEN

Behindert zu sein war in allen Epochen der Weltgeschichte bis zum 20. Jahrhundert ein Unglück. Die modernen Konzepte von Mitleid und Integration haben Jahrhunderte gebraucht, um sich zu entwickeln. Wer ein körperliches Gebrechen hatte, den erwartete in der Vergangenheit ein Schicksal im Elend.

In unserer äußerlich zivilisierten Gesellschaft hätte kein Maler, nicht einmal einer ohne Angst vor dem extrem Häßlichen, die Figur eines Blinden so grausam auf die Leinwand gebracht wie Breughel der Ältere in seinem Bild *Parabel der Blinden.* An diesem Bild wird deutlich, wie sehr ein Behinderter an den Rand der Gesellschaft gedrängt wurde. Von allen verlassen, bestand das Leben darin umherzuvagabundieren, um Almosen zu bitten, sich unter den Schutz der Kirche zu stellen oder, sofern man dazu in der Lage war, die erniedrigendsten Aufgaben zu übernehmen.

Wir befinden uns in archaischen Gesellschaften, in denen es keinen staatlichen Rückhalt für Menschen mit körperlichen Gebrechen gibt. Hinkende, Einarmige, Einäugige oder Buckelige, die nicht völlig behindert waren, konnten eher schlecht als recht überleben und wurden darüber hinaus noch wegen ihres Makels verspottet. Aber nur bei den Frauen hatte die körperliche Deformation etwas Unästhetisches.

Wenn Frauen behindert oder entstellt waren, sprach man nicht nur von dem körperlichen Gebrechen, sondern sie wurden häßlich genannt. Welche Bedeutung sollte das im Vergleich mit dem, sagen wir, funktionellen Grundgebrechen haben? Man braucht nur einen Blick auf die Schelmenromane und die satirische Dichtung des Goldenen Zeitalters zu werfen, dann sieht man, daß die einäugigen, schielenden oder hinkenden Frauen als

Symbol für Häßlichkeit verwendet und entsprechend verspottet wurden. Ihr Gebrechen wurde heruntergespielt, statt dessen standen die armen Frauen wieder einmal als die Schuldigen da. Vor allem die buckligen traf Haß und Spott. Jeder körperliche Defekt galt als Schönheitsmakel. Schon ein kleiner genügte, um eine ansonsten schöne Frau zu stigmatisieren.

Ein Beispiel für das Gesagte, das nichts mit Armut und Marginalisierung zu tun hat, ist die Prinzessin von Eboli, die für immer das Epitheton »schön, aber einäugig« ertragen muß, ein »ästhetisches« Werturteil, mit dem sie vermutlich schon ihr ganzes Leben zu kämpfen hatte.

MASKULINER TOUCH

Wenn eine Frau etwas Männliches an sich hatte, steigerte das bis vor kurzem nur ihre Häßlichkeit, auch wenn es an sich nichts Unansehnliches war. Etwas maskulin zu sein, wenn auch nur ganz leicht, disqualifizierte eine Frau und schloß sie aus der Welt der Schönen aus. Eine kleine Facette machte das übrige wertlos.

Die Literatur zeigt (und auch die Kunst, durch Auslassung), daß die Gesellschaft gegenüber Frauen mit starker Körperbehaarung, zu dicken, zu großen oder zu kräftigen Frauen mit einer tiefen Stimme, zusammengewachsenen Augenbrauen, großen Händen und Füßen wenig Erbarmen kannte. Viele der androgynen Züge, die man heute an einer Frau bewundert, mit Ausnahme der Körperbehaarung, die nach wie vor tabu ist, hätten in vergangener Zeit Entsetzen hervorgerufen. Sogar legendäre historische weibliche Gestalten wie Jeanne d'Arc wurden nie als schöne Frauen beschrieben, weil sie ebendiese unselige maskuline Ausstrahlung hatten.

Das wiederkehrende Thema des flotten jungen Mannes, der sich nach zahlreichen Abenteuern in der Männerwelt als Frau entpuppt, ist die einzige Freiheit, die sich die Literatur in bezug auf Androgynität vor dem 19. Jahrhundert erlaubt. Das zeigt vielleicht die immerwährende Faszination des Mannes Frauen gegenüber, die einige seiner Geschlechtsmerkmale aufwiesen. Und es könnte auch eine Erklärung für die Ablehnung sein, die diese Frauen in der Öffentlichkeit erfuhren, wo der Mann seinen Gefallen am genuin Weiblichen zeigte, das heißt seine eindeutig heterosexuelle Orientierung.

GOTT SCHÜTZE UNS VOR ALTEN FRAUEN!

Der Körper verliert mit den Jahren alles, was wir als schön betrachten, das ist eine unumstößliche Maxime. Ein junger Mann altert genau wie eine Frau. Aber wieder einmal hat die Interpretation der Wirklichkeit die Geschlechterrollen getrennt und Männern und Frauen unterschiedliche Symbolfunktionen zugewiesen.

Die bildliche oder literarische Darstellung eines alten Mannes trägt Züge, die seit jeher als Zeichen von Würde, Weisheit, Geduld und Güte gedeutet werden. Man hat die römischen Senatoren mit ihren weißen Bärten und eleganten Tuniken der neoklassizistischen Bilder vor Augen, die großartigen Heiligen und Mönche der spanischen Malerei, bei denen jede Falte des Gesichts geistige Würde ausstrahlt, und die zahlreichen Porträts von Edelmännern, Geistlichen und Philosophen, die die Geschichte der Ikonographie des männlichen Alters bevölkern. Es ist niemandem in den Sinn gekommen zu denken, daß diese Männer häßlich sein könnten. Niemals ist die Interpretation ihres Alters durch einen ästhetischen Filter gegangen. Nur wenige Dichter empfanden die nachlassende männliche Kraft als geeigneten Gegenstand, um die Flüchtigkeit des Lebens zu besingen.

Bei den Frauen ist das ganz anders. Eine Frau kann außergewöhnlich schön sein, aber wenn sich auf ihrem Gesicht die Zeichen des Alters zeigen, fällt sie automatisch in die Schublade der »alten Frauen«. Das Alter der Frauen wurde jahrhundertelang als das Häßliche schlechthin betrachtet. Die satirischen Spiele und die Symbole, mit denen sich die Vorstellung »einer alten Frau« verband, sind erschreckend. Geiz, Unfreundlichkeit, Trägheit, Naschsucht, Lächerlichkeit, Frömmelei, Neid, Krankheit und Tod – das sind nur eine paar der allegorischen Nettigkeiten, mit denen man alte Frauen überschüttet. Wenn man alt sagte, war das, als ob man häßlich sagte, und das erweckte keine positiven Assoziationen. Man denke an die abscheulichen alten Frauen in den *Caprichos* von Goya: dürre, krumme Gestalten mit eingesunkenen Augen und Hakennase, die noch schauriger aussehen, wenn der Maler sie jugendlich kleidet und schmückt.

Häßlichkeit war also ein Element, das im Leben aller Frauen irgendwann auftauchte, keine konnte sich davon befreien. Alle lebten in dem Bewußtsein, daß ihre Schönheit, sofern vorhanden, mit den Jahren verwelkte und sich in den Augen der Menschen in Häßlichkeit verwandelte. Jeder Versuch, das zu vertuschen, war schlecht angesehen. Es gibt kein besseres Motiv für Spott als eine alte Frau, die jung erscheinen will. Man hatte keine Wahl, man mußte das hinnehmen und sich in sein Schicksal fügen.

DIE DICKE KLEOPATRA

Im Jahr 2000 verbreitete eine Gruppe englischer Archäologen eine Nachricht in allen Zeitungen. Sie waren aufgrund ihrer Forschungen zu dem Schluß gekommen, daß Kleopatra, die sagenhaft schöne ägyptische Königin, in Wirklichkeit dick und klein war und alles andere als ein anmutiges Gesicht hatte. Allgemeine Erschütterung war die Folge. Wie konnte es geschehen, daß über Jahrhunderte hinweg einer historischen Gestalt Reize zugeschrieben worden waren, die sie gar nicht hatte? Schlimmer noch, wenn Kleopatra häßlich war, wie konnte sie dann Caesar und Marcus Antonius den Kopf verdrehen? Die Erklärung der Engländer ist nur innerhalb der Parameter moderner Geschichte schlüssig: Kleopatra war außerordentlich intelligent, gebildet und eine große politische Begabung, und das soll die Gefühle des Römers geweckt haben.

Der Gedanke hat etwas Tröstliches. Es gab also doch Schwachpunkte in der ehernen Diktatur der Schönheit, die der weiblichen Intelligenz eine Chance gaben. Aber stimmt das denn? In jedem Fall konnten nur Frauen, die in eine irgendwie bedeutende Position hineingeboren waren, ihre Intelligenz gewinnbringend einsetzen, und nur wenige Frauen waren Fürstinnen oder hatten die Gelegenheit, etwas Herausragendes zu leisten. Schauen wir uns die Legende von Cesar und Kleopatra an. Cesar weilte zu einem offiziellen Besuch in Alexandria. Er hielt sich in einem für ihn und seine Generäle eingerichteten Lager auf, als Sklaven ihm ein Willkommensgeschenk brachten: einen eingerollten großen Teppich. Weil er ihn anschauen wollte, ließ er ihn aufrollen, und da erschien vor seinen staunenden Augen Kleopatra höchstpersönlich und splitternackt. Donnerwetter! Bei einer so aufwendigen Verpackung, zweifellos ein Vorläufer der Mädchen, die in Amerika für die männlichen Geburtstagskinder aus den Torten steigen, denkt man unwillkürlich an eine schöne Frau. Schwer vorstellbar, daß eine beleibte, optisch reizlose Kleopatra eine so exhibitionistische Methode gewählt hätte, um jemanden zu verführen.

William Shakespeare läßt sie in einer aufwendigen Kutsche umgeben von kleinen Cupidos vorfahren und vergleicht sie mit Venus. Wie auch immer: Von dieser Version bis zu der Königin vom Nil aus Hollywood mit Elisabeth Taylor waren alle Kleopatras schön. Warum? Weil sich die Männer in sie verliebten und in welcher Epoche hätte sich ein Mann schon in eine häßliche Frau verliebt?

Wie viele so wenig verläßliche Fälle wie der Kleopatras füllen die Geschichtsbücher? Nofretete, Anne Boleyn, die XIII. Herzogin von Alba, *la Calderona*, Lucrezia Borgia, *La Fornarina*, Madame du Barry, Kaiserin Sissi - waren sie häßlich, waren sie schön? Aus den Chroniken werden wir das nie erfahren.

BEDEUTENDE FRAUEN

Weil der Frau in der Vergangenheit die Pforten des Ruhms und der allgemeinen Aufmerksamkeit verschlossen blieben, weil sie sich keiner öffentlichen, beruflichen oder künstlerischen Aktivität widmen durfte, wird man kaum Porträts mit Namen von Frauen finden, die keine Adeligen, Heiligen oder Königinnen waren, denn nur so konnten sie in die Geschichte eingehen. Aber es gibt Ausnahmen.

War es vorstellbar, daß eine häßliche Frau sich von den schweren Mühlsteinen der Anonymität und der niederen Herkunft befreite und sogar berühmt wurde? Ich weiß nur von Catalina de Erauso (1592–1650), der skurrilen Monja Alférez. Diese Frau, von der ein Porträt existiert, auf dem sie mit maskulinem, wildem Gesicht posiert, wurde kurz nach ihrer Geburt in ein Kloster gegeben und trat später in den Orden der Dominikanerinnen ein. Mit fünfzehn Jahren floh sie und bestieg, als Mann verkleidet, ein Schiff nach Amerika, wo sie an den Kriegen in Chile und Peru teilnahm. Als sie verwundet wurde, mußte sie ihr wahres Geschlecht offenbaren. Weil sie im Kampf großen Mut bewiesen hatte, ernannte König Philipp IV. sie zum *alférez* (Leutnant) und gewährte ihr eine Pension. Sie wurde sogar vom Papst empfangen! Nach ihrer Rückkehr aus Amerika starb sie unter nie geklärten Umständen. Gibt es ein besseres Beispiel? Diese Frau konnte man nicht schöner machen, denn ihre Verdienste beruhten auf so eindeutig männlichen Taten, daß es ein komplexes Unterfangen gewesen wäre, sie zu einer weiblichen Schönheit zu stilisieren. Man ließ sie also häßlich, wie sie war, man malte sie so, und so ging sie in die Geschichte ein. Es ist ein Sonderfall, immer vorausgesetzt, daß diese kampferprobte Dame wirklich eine Frau war.

Die anderen bekannten Fälle von häßlichen Frauen, die aus der Anonymität heraustraten, haben ihre Wurzeln nicht im Volk. Sprechen wir über die häßlichen Königinnen. Keine dieser Herrscherinnen, die uns heute wenig attraktiv vorkommen, wäre zu ihren Lebzeiten als häßlich betrachtet worden. Zumindest traute sich niemand, das zu schreiben. Die Bilder betonen die Pracht und die majestätische Haltung. Es hat nicht den Anschein, als wären ihre Züge verschönert worden, aber vielleicht waren sie in Wirklichkeit noch weniger schmeichelhaft und der Maler hat sie entsprechend seinen Möglichkeiten vorteilhafter dargestellt.

Eines dieser erlauchten Wesen war Königin Elisabeth I. von England, auch als jungfräuliche Königin bekannt. Viele Schauspielerinnen haben stundenlang in der Maske gesessen, um sie darstellen zu können. Endlose Stirn, Mäusegesicht und kleine wimpernlose Augen verliehen ihr ein fast beängstigendes Äußeres. Natürlich hat die Tatsache, daß sie häßlich war, ihrer Macht und ihrem Ehrgeiz keinen Abbruch getan, für den sie Maria Stuart, eine mögliche Thronrivalin, töten ließ. Es ist viel darüber spekuliert worden, daß sie nie geheiratet hat. Lag es an ihrem Erscheinungsbild? Es läßt sich nichts mit Gewißheit sagen, aber es scheint, daß der Beiname »jungfräulich« nicht der Wirklichkeit entsprach, da sie »Günstlinge« hatte, die vielleicht auch ihre Liebhaber waren. Neuerdings ist sogar behauptet worden, ihr Geschlecht sei nicht eindeutig klar und sie könnte genausogut ein Mann gewesen sein. Das ist zwar Spekulation, aber es erscheint doch übertrieben, ihre Entscheidung, nicht zu heiraten und keine Kinder zu haben, mit ihrem Erscheinungsbild in Zusammenhang zu setzen.

Das nämlich scheint ihr, von den prachtvollen Insignien königlicher Macht einmal abgesehen, ziemlich egal gewesen zu sein, ihr politisches Amt hingegen ganz und gar nicht. Ihre Energie und Intelligenz investierte sie in die Staatsgeschäfte, ihr Aussehen dürfte eher zweitrangig gewesen sein. Geheiratet hat sie eher aus strategischen Gründen nicht. Oder war es vielleicht genau umgekehrt, daß sie in dem Wissen, nicht schön zu sein, das Thema Liebe ad acta legte und sich auf das Regieren konzentrierte? Ein so primitiver anatomischer Determinismus dürfte kaum auf eine absolutistische Königin anwendbar sein, und was diese Frau wirklich gedacht hat, werden wir sowieso nie erfahren.

Es gibt noch andere nicht mit Schönheit gesegnete Königinnen in der Geschichte, und selbst wenn die Gleichung »je weniger Schönheit, desto mehr Macht« riskant ist, kann man doch mit Fug und Recht behaupten, daß einige Herrscherinnen, deren Aussehen nicht dem gängigen Kanon entsprach, zu den mächtigsten Gestalten ihrer Epoche gehörten.

Die große Victoria I. zum Beispiel, Königin von England und Irland und Kaiserin von Indien, die dreiundsechzig Jahre regierte, war weder schlank noch elegant. Von kleinem Wuchs, mit der Taille eines Bauernmädchens, ausladender Brust und strenger Frisur, hätte man sie durchaus für eine Amme aus ärmlichen Verhältnissen halten können. Aber ihre Regierungspolitik wird in der historischen Analyse sehr gelobt. Ihr strenges und moralistisches Weltbild hat die englischen Sitten weit über ihre Regierungszeit hinaus geprägt. Manch einer wollte in der strikten Moral den Widerschein einer Frau sehen, die wegen ihres Erscheinungsbildes zur Ernsthaftigkeit verdammt war. Aber auch das läßt sich nicht beweisen.

Isabel von Kastilien war ebenfalls kein Ausbund an physischer Perfektion: ausdrucksloses Gesicht, grobe Züge und ausgeprägtes Doppelkinn im Alter – und im Kontrast dazu das ausgeprägte politische Engagement, die Einigung Spaniens, die Entdeckung und Eroberung Amerikas.

Wurden all diese nicht wegen ihrer Schönheit berühmten Königinnen zu bewußterem Handeln gedrängt, weil sie sich nicht mit Leib und Seele der Aufgabe widmeten, ihren Körper vollkommener zu machen? Zumindest waren sie in der Lage, dank ihrer privilegierten Position ihre Lebensenergie auf politische Handlungen mit weitreichenden geschichtlichen Folgen zu konzentrieren – undenkbar für Frauen aus dem Fußvolk.

AM ANFANG DER WIRKLICHKEIT

Mitte des 19. Jahrhunderts sorgte eine Erfindung dafür, daß das Erscheinungsbild der Menschen so festgehalten werden konnte, wie es sich in der Realität darbot. Ohne jede Interpretation, ohne schriftliche Beschreibungen, ohne Mystifizierungen. Die Fotografie sollte eine Welt der Hypothesen revolutionieren. Von dem Moment an, in dem eine Fotoplatte die Makel oder die Reize eines Gesichtes zeigt, kann man nicht mehr auf interessengesteuerte Idealisierungen zurückgreifen. Das heißt natürlich nicht, daß die Prototypen weiblicher Schönheit aus der Gesellschaft verschwanden, aber man konnte sich auf einer realen, weniger abstrakten Basis als der Malerei oder der Literatur »ein Bild machen«. Die hinreißenden Heldinnen der Romane des neunzehnten Jahrhunderts mußten sich von ihrem Podest herab und auf den Boden der Tatsachen begeben, wo fortan die wahrhaftige Frau zu besichtigen war.

Die Anfang des 20. Jahrhunderts beginnende Modernisierung der Gesellschaft hat die Frauen der westlichen Welt zunehmend zu Protagonistinnen des Lebens gemacht. Die an Schärfe zunehmenden Debatten um das Wahlrecht der Frau, die ersten Forderungen nach Gleichheit, Gesetze, die Koedukation und die Aufnahme der Frauen in der Universität erlaubten, das alles schuf die Grundlage für die Emanzipation der Frauen. Aber der Aufwind hat zu keinem Zeitpunkt an der grundlegenden Verpflich-

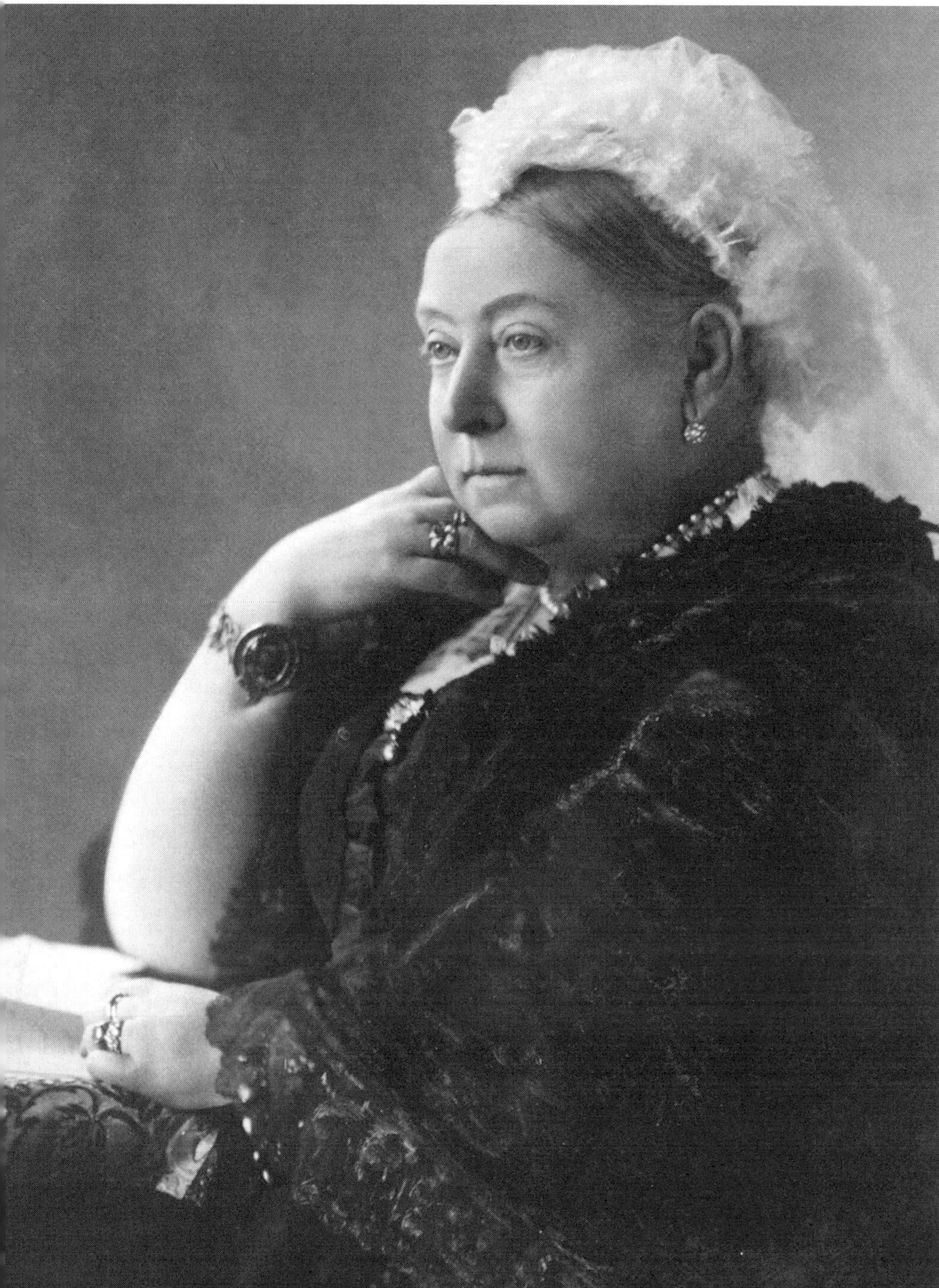

VICTORIA I.

tung der Frau gekratzt: schön zu sein. Dieses ungeschriebene Gesetz blieb unverwüstlich. War eine Frau schön oder das, was dafür galt, hatte sie potentiell einen glücklichen Lebensweg vor sich: Sie konnte heiraten, Kinder haben, die Liebe kennenlernen, die Annehmlichkeiten einer Kultur genießen, in der Raffinement, Luxus und das gute Leben immer mehr an Bedeutung gewannen.

Die Frage ist, ob in dieser neuen Epoche das Fotopapier die Wahrheit sagte. Unabhängig von Rang oder gesellschaftlicher Position: Eine häßliche Frau blieb eine häßliche Frau, die Zeit beschönigender Gemälde und der bezahlten Troubadoure, die eine nicht vorhandene Schönheit besangen, war vorbei. Bedeutet das eine Verschlechterung der Situation für die Häßlichen? Ganz und gar nicht. Endlich konnten sich die Frauen Lebensziele setzen, die nicht allein von ihrer Schönheit abhingen. Sie eroberten Positionen in verschiedenen Berufsfeldern, im Handel, in der Politik, auf der Bühne und in den Künsten. Wenn sie nicht wegen ihrer perfekten Gesichtszüge gelobt wurden, sprach die Perfektion ihrer Werke für sie. In einigen Fällen hat sie, wie wir noch sehen werden, die Häßlichkeit, die ihnen den Weg zur Ehe versperrte, zu für ihre Zeit außergewöhnlichen Leistungen angespornt. Es war eine langsame, aber deshalb nicht weniger spektakuläre Veränderung.

VON DER IDEALISIERUNG ZUM KONSUM

Die schönen Frauen im ersten Jahrzehnt des komplizierten 20. Jahrhunderts, die uns aus Postkartenfotografien anlächeln, wirken auf den heutigen Betrachter eher dicklich und übertrieben geschminkt. Eingerahmt von naschhaften Engelchen oder bunten Blumengirlanden, erblicken wir Frauen mit markanten roten Lippen, mit kajalumrandeten Augen, getuschten Wimpern, elegant frisiertem Haar, gebleichter Haut. Ihre Körper sind in luxuriöse Kleider oder dünne Sportbekleidung gehüllt. Sie tragen Seidenstrümpfe und hochhackige Schuhe.

Sind auch diese Bilder nur die Personifizierung der Charakteristika, die die Gesellschaft betont sehen wollte? Ein ideologisches Symbol, wie die Frauen der Antike? Gewiß. Aber sie stammen aus einer Welt, in der die Frauen bereits in Fabriken, Geschäften und Lagern arbeiten. Diese Fotografien zeigen keine exemplarischen Frauengestalten, denen man aus ideellen Motiven folgen soll, sondern Sachen, die Frauen kaufen können. Kosmetikartikel werden zur Massenware, und die dunkelrot gefärbten Lippen verlocken viele Frauen, die schön sein wollen – und warum auch nicht! –, zum Kauf von Lippenstiften. Das gleiche gilt für die Bekleidungs- und Schuhindustrie, für Schönheits- und Frisiersalons, Diäten und das gesunde Leben. Häßlichkeit ist kein Problem mehr: Schönheit kann man kaufen. Mehr, man muß sie kaufen. Das ist ein sehr bedeutender qualitativer Schritt, mit allerdings für die Frauen nicht immer wünschenswerten Folgen.

KEIN PARDON

Seit Anfang des 20. Jahrhunderts stellte die neue sich rasch demokratisierende Gesellschaft die Verschönerungstechniken im Prinzip jedem, der sie bezahlen konnte, zur Verfügung. Die mächtig sich ausbreitende Werbung präsentierte schöne, raffiniert geschminkte, frisierte Frauen in sich unter dem Diktat der Mode immer rascher wandelnden Kleidern.

In den Anzeigen französischer Modezeitschriften aus den zwanziger Jahren kann man lesen: »Wie lange noch müde und alt aussehen? Die Zeit der Frauen ist gekommen – und hier ist das Wundermittel!« Das verjüngende Wundermittel: ein Lippenstift, der, dem Foto nach zu urteilen, jeder Frau, die ihn verwendet, ein lang ersehntes neues Antlitz verleiht. Andere Anzeigen stellen schöne und häßliche Frauen einander gegenüber. Nicht schwer zu erraten, welche von beiden das Produkt benutzt, um das es geht. Und darunter steht dann: »Welche möchtest du sein?«

Leitmotiv der Werbung ist das Verführerische, alles paßt, was verführerisch wirkt und Erfolg bei den Männern verspricht. Wenn wir uns allerdings dafür entscheiden, schön sein zu wollen, so hat das nicht nur den Vorteil, daß uns die Männer auf der Straße nachlaufen, es zeigt auch, daß wir moderne, unabhängige Frauen sind, die Zeit für sich selbst haben.

Die wesentliche *message* der neuen Werbung ist, daß man selbst entscheidet, wie man aussehen will. Wenn du häßlich bist, dann, weil du es nicht anders willst, und darin liegt der Unterschied zur Vergangenheit. Aber die »unantastbare« Verpflichtung der Frau ist es nach wie vor, schön zu sein. So sehr also haben sich die Dinge gar nicht geändert.

Die Frau, die ihr Erscheinungsbild nicht verändern will, ist an ihrer Unattraktivität selbst schuld. Das sieht zunächst so aus, als wäre das nicht so schlimm, als würde es nur die Betroffene selbst angehen, aber dem ist nicht so. Freiwillig häßlich zu sein gilt als ein Zeichen von Verachtung gegenüber den anderen, von mangelnder Solidarität mit den Frauen, die sich sehr wohl bemühen, schön zu sein, von Verkapselung im eigenen Ich, von Ablehnung der neuen Zeiten und wer weiß was sonst noch für unaussprechlichen psychologischen Komplexen. Diese Dynamik ist unaufhaltsam und hat inzwischen ebenso groteske wie alarmierende Ausmaße angenommen, wie wir noch sehen werden.

Das Schrecklichste an dieser neuen Verantwortlichkeit ist natürlich, daß ein Lippenstift, ein Parfum oder eine bestimmte Frisur eine häßliche Frau nicht gänzlich verwandeln. Das ist zwar eine Binsenwahrheit. Aber man erwartet, daß sie sich erkennbar bemüht. Nur so wird den Häßlichen zum Teil verziehen.

Thukydides meinte Gymnastik und körperliche Ertüchtigung, als er den Ausspruch tat, ein schöner Körper sei ein Geschenk der Natur, aber auch eine Errungenschaft der Zivilisation. Er konnte nicht wissen, welches Echo seine Worte finden sollten.

HEUTE SO, MORGEN SO

In einer Zeit, in der Schönheit erstmals ein vermarktetes Gut wurde, das scheinbar jeder Frau zur Verfügung stand, konnten die verbindlichen Kanons nicht länger von Dauer sein. Früher hatten die wünschenswerten idealen Züge ein Jahrhundert Gültigkeit, in der Moderne vielleicht gerade ein Jahrzehnt. Alles ging viel schneller, Mode und Kosmetikprodukte mußten sich rasch und immer radikaler verändern, wie man am *look* der Frauen in den zwanziger, dreißiger, vierziger Jahren sehen kann. Die physische Basis blieb mehr oder weniger unverändert, aber alles, was die Frau schmückt, begann sich ständig zu wandeln. Wer nach Schönheit strebt, muß *up to date* und bereit sein, viel Geld auszugeben.

Man sollte meinen, die austauschbaren Kanons hätten im Prinzip die nicht so schönen Frauen begünstigt. Weil jedes Modell irgendwann ausläuft, bleibt immer noch die Hoffnung, das nächste könnte vielleicht eher dem eigenen Erscheinungsbild entsprechen. Aber diese Hoffnung ist trügerisch; aus der Gegenwart heraus läßt sich nie sagen, wohin die künftigen Tendenzen gehen, und eine Frau kann nicht abwarten, bis das Modell *en vogue* ist, das ihrem Erscheinungsbild nahekommt. Es ist das letzte, was sie tun sollte. Ihre Pflicht bleibt es, aktiv etwas für ihre Schönheit zu tun, indem sie in den Schönheitssalon geht, Sport treibt und sich so kleidet und schminkt, wie die Mode es vorschreibt. Auch wenn sie den davoneilenden Hasen namens Schönheit nie einholen kann, muß sie doch wenigstens öffentlich beweisen, daß sie ihm ständig hinterherrennt.

DYNAMISCHE SCHÖNHEIT

Die Erfindung des Kinos war eine weitere Revolution in der Welt der weiblichen Schönheit. Waren die Schönheiten, die als Modell dienten, ein Jahrhundert zuvor noch allein durch die Malerei und später durch die Fotografie festgehalten worden, so kam jetzt das

Element der Bewegung hinzu. Eine reglos verharrende Schönheit konnte unglaublich attraktiv sein, aber wenn es ihr bei so alltäglichen Bewegungen wie gehen oder sich hinsetzen an Anmut, Stil und Eleganz mangelte, dann wirkte sie auf einmal langweilig oder vulgär.

Der Übergang vom Stummfilm zum Tonkino hat die Dinge weiter verkompliziert. Viele aus Stummfilmen berühmte Schauspielerinnen fielen in Ungnade, wenn sie die Dialoge mit ausdrucksloser Stimme herunterleierten. Eine Frau war nicht nur ein unbelebtes Bild, sie mußte sich auch anmutig bewegen und, endlich!, reden.

Die Modelle der Fotografen waren anonym, und die Imitation ihrer Charakteristika betraf allgemeine Dinge, ob sie groß oder kräftig waren, blonde Haare oder große Augen hatten, aber die Schauspielerinnen hatten einen Namen, eine Persönlichkeit und ein konkretes Erscheinungsbild und mit der stillschweigenden Verpflichtung, es ihnen gleichzutun, steigerte sich die Tyrannei des Kanons ins Unermeßliche. Tausende von jungen Amerikanerinnen ließen sich das Haar über eine Gesichtshälfte fallen, so daß ein Auge bedeckt war, wie bei Veronica Lake. Frauen aus aller Welt versuchten abzunehmen, um der zierlichen, eleganten Audrey Hepburn ähnlich zu sehen. Andere ließen sich die Weisheitszähne ziehen, um die leicht eingefallenen Wangen von Maureen O'Hara zu bekommen.

Der Wunsch nach Identifikation mit konkreten Modellen mußte eine Reaktion hervorrufen: Viele Frauen fühlten sich hoffnungslos häßlich, denn es ist eine Sache, sich nach Regeln zu verhalten, und eine ganz andere, aussehen zu wollen wie eine konkrete Person. Aber es gab nicht nur schlechte Nachrichten, denn die nicht mit den in Hollywood vorgeschriebenen Zügen gesegneten Frauen hatten die Bewegung und das Wort als Verbündete. Eine Frau, die sich anmutig bewegte, konnte damit zeigen, daß sie Eleganz und Klasse hatte. Bei einer Frau, die sympathisch auftrat und intelligente Dinge sagte, vergaß man, daß sie nicht schön war, oder es fiel gar nicht erst auf. Zwar galten Frauen mit Verstand oder Klasse schon immer als attraktiv. Aber es ist doch nicht unwichtig, daß auch geistige und intellektuelle Fähigkeiten Eingang in die strengen Schönheitskanons finden.

Und einige Schauspielerinnen haben es tatsächlich geschafft, ihre Form von Attraktivität durchzusetzen und nachahmenswert zu machen, auch wenn sie dem gängigen Schönheitsideal nicht entsprachen oder gar häßlich waren.

Das alles soll nicht heißen, daß die Diktatur der Schönheit mit der modernen Zeit verschwunden ist, im Gegenteil, sie ist eher noch mächtiger geworden. Und dennoch – für die Frauen hat sich eine Welt neuer Möglichkeiten eröffnet. Krankenschwester, Lehrerin, Beamtin, Hausmädchen und Arbeiterin in einer Textilfabrik, das waren Anfang des 20. Jahrhunderts die Berufe, in denen Frauen tätig waren. Später gab es Büroangestellte, Bibliothekarinnen, Arbeiterinnen in Maschinenfabriken. Seit den sechziger Jahren drängten die Frauen massiv in alle beruflichen Bereiche. Bei Medizinern und Juristen ist der Anteil an Frauen inzwischen gleich oder sogar größer als der der Männer. Kunst, Politik, Wirtschaft – die letzten Bollwerke der Ungleichheit zwischen den Geschlechtern sind gefallen. Und der Prozeß schreitet unaufhaltsam fort.

Dieses riesige Aktionsfeld, das Frauen so lange verschlossen war, ist für unser Thema besonders wichtig. Der Frau, die nicht schön war, die wußte, daß sie häßlich war oder als häßlich empfunden wurde, waren in der Vergangenheit die Flügel gestutzt.

Resignation, verzweifelte Versuche, einen Mann zu finden, Eintritt ins Kloster oder ab ins Zelt nach Afrika oder noch weiter weg – das waren die Alternativen. Heute können sich die Waffen der Frau auch auf anderen Feldern bewähren. Intelligenz, Effektivität, künstlerisches Talent, emotionale Tugenden und viele andere nicht physische körperliche Qualitäten haben dazu geführt, daß Frauen im öffentlichen Ansehen gestiegen sind, und viele haben es bis an die Spitze geschafft. Anscheinend hat die Notwendigkeit, schön zu sein, ihre Grundlage verloren. Auf dem Papier zumindest. Aber wie sieht es in der Realität aus?

Nie wurde die Frau in den reichen Ländern des Westens mehr respektiert als in der Gegenwart. Nie haben Frauen es so weit gebracht. Was die berufliche Verwirklichung angeht, scheint ihnen die Zukunft offenzustehen. Endlich frei von der Diktatur der Schönheit! Niemand kann sich bei der Beschreibung einer Unternehmerin mit großer finanzieller Verantwortung den Hinweis auf Lippenstift oder perlweiße Zähne vorstellen. Nur Schandmäulern würde es in den Sinn kommen, eine Ministerin zu tadeln, weil sie eine schlechte Figur oder zu große Füße hat.

Aber freuen wir uns nicht zu früh: Die Logik und die Entwicklung des Menschen gehen häufig auseinander, und seit Jahrhunderten mitgeschleppte Traditionen haben nun einmal großes Gewicht. Heute, am Anfang des 21. Jahrhunderts, in einer Zeit, in der mehr Werte denn je in Frage gestellt scheinen, regieren Hedonismus, maximaler Konsum, Körperkult. Die Verpflichtung, gut auszusehen, besteht nicht nur für die Frauen, sondern längst auch für Männer, die Vorstellung von Schuld, wie sie die häßlichen Frauen zu Beginn der Moderne erfahren haben, hat sich multipliziert und auf das andere Geschlecht ausgedehnt.

UNMÖGLICHE KANONS

Die durch Malerei, Literatur und später durch die Fotografie und das Kino propagierten Schönheitsmodelle erlaubten eine gewisse Flexibilität bei der Übertragung auf die Frauen in der Wirklichkeit, denn es existierte immer ein Interpretationsspielraum. Wenn von schneeweißer Haut oder seidigem Haar die Rede war, konnte eine Frau immer noch selbst entscheiden, wie nah die Beschaffenheit ihrer Haut oder ihres Haares am Ideal war. Das sozusagen demokratischere Medium der Fotografie begünstigte Frauen, die nicht immer das Ideal repräsentierten. Die Erfordernisse der Werbung und die Neuartigkeit des Systems führten dazu, daß häufig auch Frauen als Modell auftraten, die nicht nur wie Göttinnen oder Fürstinnen aussahen, sondern auch wie normale Hausfrauen, junge Mütter oder Fabrikarbeiterinnen. Was das Kino betrifft, so haben wir bereits gesehen, wie Talent, Expressivität, Bewegung und Stimme Frauen zu Vorbildern werden ließen, die den gängigen Schönheitsnormen nicht entsprachen, aber trotzdem imitiert wurden.

Diese Entwicklung, die eine Erweiterung bei den Idealen von Weiblichkeit über das rein Anatomische hinaus versprach, ist heute komplett zum Stillstand gekommen. Mehr denn je wird der Kanon durch Haute Couture Models bestimmt. Diese haben Namen, sie sind zum Teil wichtiger und besser bezahlt als Kinostars, die Klatschspalten berichten über ihr Privatleben, und sie sind das neue Ideal.

Noch nie waren wir weiter von einer möglichen Annäherung der realen Frau an das öffentlich propagierte Modell entfernt. Die Modelle werden geschaffen, indem man sie in ein Korsett aus knallharten Anforderungen zwängt. Alles an ihren Körpern ist reglementiert: Größe, Gewicht, Maße, Gesichtsform – da ist kein Spielraum für Interpretation, kein Spalt, durch den wir schlüpfen könnten. Die absolute, glatte Schönheit ist wieder statisch, ohne Stimme, ohne Persönlichkeit. Ein Model kann nichts machen, um sein Talent zu zeigen, außer über den *catwalk* zu laufen. Hier gibt es nichts mehr abzuschauen. Nie hat es mehr häßliche Frauen gegeben als heute, im Angesicht dieser Göttinnen.

Es fragt sich, ob wir mit diesem neuen Kanon nicht wieder zu den alten Konsumzwängen und ebenjenem Terror der weiblichen Idealvorstellungen zurückkehren, der aus der Schönheit ein Element gesellschaftlicher Kontrolle machen. Und das ausgerechnet am Anfang eines Jahrhunderts, wo die Gleichheit der Geschlechter ein brennendes Thema ist und sogar von einer künftigen Vorherrschaft der Frauen die Rede ist.

DIE VERWANDLUNG

Wenn eine Dame aus dem 18. Jahrhundert uns wegen ihrer vielen Schminke lächerlich vorkommt, dann nur, weil alles so künstlich wirkt. Jede Frau, die heute die Möglichkeiten zur Veränderung ausschöpft, die sich ihr bieten, manipuliert ihr Äußeres genauso wie die Dame aus dem Barock, ja, sie wendet sogar Methoden an, an die diese Frauen nicht einmal im Traum gedacht, an die sie sich nie herangewagt hätten.

Die Kosmetik ist im Prinzip das Ausführen einer Reihe von angenehmen Riten. Wir entspannen uns und gönnen unserem Körper ein bißchen Pflege, die uns schöner macht. Das hört sich gut an. Die Cremes, Lotionen und Make-ups, die der Markt bietet, sind ganz unterschiedlich; sie sehen alle gut aus, sie riechen angenehm, und sie haben wunderschön designte Verpackungen. Die Produkte und die Preise sind sehr unterschiedlich, so daß wir, auch wenn wir das Gefühl haben, nicht das Maximum für unsere Schönheit zu tun, erschwingliche Produkte in Apotheken, Parfümerien, Schönheitssalons und Supermärkten kaufen können.

Der Konsum dieser Artikel allerdings ist auf eine Weise angeheizt worden, daß inzwischen Milliardenumsätze im Spiel sind, um die ein gewaltiger Konkurrenzkampf entbrannt ist. Die Werbung hebt die Besonderheiten einer Creme gegenüber allen anderen hervor, aber das genügt längst nicht mehr, um die Konsumentinnen zu ködern. Hier liegt der Grund für die zunehmende Atomisierung der Produkte, die dazu führt, daß man immer mehr kaufen muß. Heutzutage gibt es Cremes für die Lippenkontur, für die Augenkontur, gegen schwarze Punkte auf Nase und Stirn. Außerdem muß man das Gesicht mit Reinigungsmilch reinigen, mit einer Lotion erfrischen, ihm über ein Konzentrat Nährstoffe zuführen und es mit einer feuchtigkeitspendenden oder regenerierenden Creme glätten. Diese Prozedur soll man mindestens zweimal täglich durchführen, nicht zu vergessen die wöchentlichen Masken.

Auch für den Körper gibt es kostbare Pflegemittelchen: Peelings, Massageöle, Body Lotions, Cremes gegen Cellulitis und belebende Cremes. Und bei den dekorativen Kosmetika stoßen wir auf Unmengen von Lidschatten, Wimperntuschen, Eye-linern, Lippenkonturenstiften, Augenbrauenstiften, Make-up-Grundlagen, Make-ups, Pudern, Rouges, Lippenstiften und Concilern. Nehmen wir noch die Haarpflege, die Produkte zur Haarentfernung und die Bad- und Duschartikel dazu, so wird man von der Liste förmlich erschlagen.

Die Hersteller verbreitern die Produktpalette, um ihren Umsatz zu steigern, das ist ganz normal. Aber wollten wir all diese Produkte, mit denen wir überschwemmt werden, anwenden, würden wir unendlich viel Zeit verplempern. Was soll angenehm daran sein, sich von oben bis unten einzuschmieren und je nach Körperzone das Produkt zu wechseln? All diese Riten der Frauenkosmetik erfordern totale Aufmerksamkeit und ähneln immer mehr dem betrügerischen Verkauf von Haarwuchsmitteln im 19. Jahrhundert. Klar, wenn ein Teil unseres Körpers häßlich ist, kann man uns immer noch vorwerfen, wir hätten nicht die erforderlichen Mittel angewandt.

Ein Schönheitsverfahren neueren Datums ist der Laserstrahl. Von der einfachen Depilation bis hin zur Elimination von Hautflecken oder der Milderung von Gesichtsfalten bieten Spezialkliniken eine ganze Reihe von Behandlungen im Kampf gegen die Häßlichkeit an. Es ist die sanfte Chirurgie zu ästhetischen Zwekken, die sich gegenwärtig immer größerer Beliebtheit erfreut.

Die kosmetische Chirurgie entstand im Ersten Weltkrieg als Methode, um die Folgen von Schußverletzungen in den Gesichtern der Soldaten zu mildern. 1919 wurde sie in Frankreich erstmals auch zu verschönernden Zwecken angewandt. In den Vereinigten Staaten hatte sie sofort Erfolg. Von da an ist die Zahl der Patienten ständig gestiegen, und die Verfahren sind immer weiter perfektioniert worden, und aus den Statistiken kann man ersehen, wie viele Frauen inzwischen bereit sind, sich diesen Operationen zu unterziehen.

Die Möglichkeiten erscheinen grenzenlos. Man kann Nasen, Ohren und Kinne verändern. Man kann Tränensäcke und schlaffe Haut entfernen. Mann kann die Silhouette feiner konturieren und, was natürlich das höchste ist, den Patienten verjüngen. Wer meint, die Operationen seien zu teuer, dem winken Ratenzahlungen. Wir sind alle zu dem Fest eingeladen, niemand braucht auf das Glück zu verzichten, nur weil er ein bißchen Schönheit nicht bezahlen kann. Was wäre das für eine Gesellschaft, wenn die Häßlichen nicht auch ihre Chance bekämen?

Die Tatsache, daß wir unsere Schönheit auf Raten bezahlen können, bringt eine Konsequenz mit sich: Mehr denn je sind jene Frauen, die sich diesem Karussell verweigern, schuld an ihrem Aussehen. Ist sie nicht bereit, ihr Äußeres mit Hilfe von Kosmetik oder Schönheitschirurgie zu korrigieren, dann stimmt etwas nicht mit ihr.

Es ist uns also nicht gelungen, die weibliche Verpflichtung, schön zu sein, auszurotten. Der einzige Trost ist, daß mit der fortschreitenden Gleichstellung der Geschlechter auch der Mann in unsere Richtung gezogen wird. Männliche Schönheit wird mit jedem Tag wichtiger. Männer unterziehen sich Diäten und Operationen, wenn auch nicht in so hoher Zahl wie die Frauen. Aber es gibt einen deutlichen Unterschied: Ein schöner Mann wird bewundert, aber ein häßlicher Mann wird nie so streng beurteilt wie eine Frau. Noch kann er sich das erlauben. Hingegen ist die weibliche Verpflichtung, schön zu sein, aller Logik zum Trotz noch rigoroser geworden. Es gibt ein beunruhigendes Phänomen: Früher wurde Schönheit gefordert, um bei Männern gut anzukommen oder gesellschaftlichen Erfolg zu haben, heute wird Schönheit zunehmend auch bei der Arbeit verlangt und gilt als Voraussetzung für die berufliche Karriere. Die gewonnenen Schlachten sind also gewissermaßen zum Handicap für die Soldaten geworden. Wenn man sich bewirbt, muß dem Lebenslauf ein Foto beigefügt sein, und in vielen Annoncen wird gefordert, die Bewerber sollten »jung sein und ein angenehmes Erscheinungsbild haben«. Die Wendung »ein angenehmes Erscheinungsbild haben« hätte vor Jahren noch bedeutet, daß man gepflegt und gut gekleidet auftreten sollte, aber heute wird das mit Schönheit verwechselt.

DICKE IN DER HÖLLE

Es gibt zwei physische Merkmale, die in der modernen Gesellschaft besonders stigmatisiert werden: Fettleibigkeit und das Alter. Fettleibigkeit ist auch für Männer ein gesellschaftliches Hindernis. Das Alter ist für keines der Geschlechter wünschenswert, aber bei den Männern sieht man großzügiger darüber hinweg.

Kurz, die Gesellschaft, in der wir leben, ist heute so widersprüchlich geworden, daß sie dazu geschaffen scheint, uns unglücklich zu machen. In den reichen Länder mit ihrer Überfülle an Essen werden immer dürrere Gestalten zu Schönheitsidealen gekürt. Andererseits führen gestiegene Lebenserwartung und Geburtenrückgang zu einer Gesellschaft alter Menschen. Dabei ist gerade das Alter im Zeitalter des Jugendwahns mehr denn je zu einer Hypothek geworden. Sind wir also auf der Suche nach Frustration als Lebenssystem?

Wie man es auch dreht und wendet – heutzutage ist es ein Unglück, dick zu sein. Die Interpretation der Fettleibigkeit geht durch verschiedene Filter. An erster Stelle steht der gesundheitliche Aspekt. Wer dick ist, zeigt, daß er nicht weiß, wie man sich gesund ernährt. Er wird sofort mit *junk food* in Verbindung gebracht, mit fettigen Hamburgern und Industriekuchen. Mangelnde Kultur beim Essen gilt als verächtlich, denn darin zeigt sich ein fehlendes Grundwissen, das sich auch auf andere Bereiche übertragen läßt. Wie kann ein Kerl sensibel und kultiviert sein, der sich mit ungesundem Essen vollstopft?

Auch ein dicker Mann mit Willensstärke und Charakterfestigkeit läßt sich kaum vorstellen. Hätte er beides, würde er es doch zuerst bei sich selbst anwenden. Es gibt Diätärzte, Kliniken zum Abnehmen, spezielle Produkte, die man in Apotheken und Naturkostläden kaufen kann. Nicht zu reden von körperlicher Betätigung, die so nötig und so gesund ist und von jedermann betrieben werden kann. Ein Dicker gilt als selbstgefälliger, nachlässiger Typ, unfähig, eine Aufgabe zu erfüllen, bei der Opferbereitschaft oder Hartnäckigkeit gefragt sind. Ein Dicker setzt sich vor den Fernseher und trinkt Bier. Wer könnte ihm eine Aufgabe anvertrauen, bei der Selbstdisziplin gefragt ist?

Kurz: Der Dicke ist ein asozialer Mensch. Obwohl er weiß, wie unästhetisch er auf andere wirkt, nimmt er seinen Makel nicht ernst und drängt ihn seiner Umwelt auf. Damit zeigt er sein Desinteresse am Zusammenleben, seine Unfähigkeit zur Integration. Wenn er sich darüber hinaus noch auf eine Weise anzieht, daß seine überflüssigen Pfunde nicht verdeckt werden und seine Unförmigkeit offen zutage tritt, wird er zum Provokateur.

Das paranoide Streben nach Schlankheit hat vor allem bei jungen Leuten für viel psychische Verwirrung gesorgt, die sich häufig in Eßstörungen äußert. Die alarmierenden Statistiken über Magersucht und Bulimie zeigen, daß die mit Fettleibigkeit assoziierten sozialen Mängel weit mehr die Frauen als die Männer betreffen.

Auch die Männer entkommen dem Fluch der Fettleibigkeit nicht. Auch sie nehmen teil am Wettlauf um den schlanken Körper, machen Diäten und treiben Sport, aber der gesellschaftliche

Druck auf die Frauen ist immer noch stärker. »Dicke Frauen« haben selten bedeutende gesellschaftliche Positionen inne. Man verzeiht ihnen diesen Defekt nur, wenn ihr berufliches oder künstlerisches Talent weit über das Normalmaß hinausgeht. Operndiven oder den Sportlerinnen, die für ihre Disziplin besondere Kraft brauchen, verzeiht man gerade noch, aber das war's auch schon fast. Normalerweise wird in den Augen der Gesellschaft die Frau, die einige Kilos zu viel hat, zu einer Matrone, die womöglich einen schrecklichen persönlichen Komplex hat. Zu den Schwierigkeiten, mit denen eine dicke Frau zu kämpfen hat, gehört auch, daß sie selten passende Kleider findet. Die Kleiderhersteller haben für die Kleider für dicke Frauen den Euphemismus »Sondergröße« geprägt. Das heißt, wenn man dick ist, ist man nicht normal. Da erübrigt sich jeder Kommentar.

FEINDE DER ZEIT

Die Spuren, die die Zeit auf unserem Körper hinterläßt, gelten heutzutage als Zeichen von Häßlichkeit. Die Würde des Alters, die Erfahrung, die Schönheit eines Gesichtes, das intensiv gelebt hat, all das zählt nicht mehr. Früher konnte eine Frau die Verwandlung durch das Alter durch eleganten, distinguierten Stil kompensieren. Heute geht die Tendenz dahin, das Alter auszulöschen, es unsichtbar zu machen. Die Werbeslogans und die Namen der Cremes und Lotionen sprechen Bände. *No Age, Essence anti-age, Stop-age, Time-Retard.* Eine kürzlich veröffentlichte Studie zeigt, daß 76 Millionen europäische Frauen ihr Gesicht mit Cremes behandeln. Eine andere, die nur Spanien betrifft, besagt, daß in unserem Land die meisten Schönheitsoperationen durchgeführt werden, fast eine halbe Million jährlich, von denen fast die Hälfte der Bekämpfung der Spuren des Alters dient.

Die Schriftstellerin Erica Jong hat in ihren letzten Büchern den Begriff der »unsichtbaren Frau« geprägt, der in den Journalistenjargon übernommen wurde. Nach ihrer Theorie wird eine Frau ab fünfzig für die anderen unsichtbar. Niemand sieht sie an, nicht einmal der Kellner, der ihr den Kaffee serviert. Sie weckt keinerlei Interesse mehr, denn sie hat die Attraktivität der Jugend eingebüßt.

Das Schönheitsideal hat sich mit der Zeit unerbittlich verjüngt. In den goldenen zwanziger Jahren waren die Models dreißig. In den Sechzigern waren sie um die fünfundzwanzig. Heute sind es blutjunge Mädchen. Und so stolpern wir zurück in die Kindheit, wo endlich alle Anzeichen von Verfall verschwunden sind. Die Folge dieser allgemeinen erzwungenen Verjüngung hat Einfluß auf viele Bereiche, vom Beruf bis hin zu den üblichsten Bezugspersonen. Eine ältere Frau findet keine Altersgenossinnen auf öffentlichen Podien. Es gibt keine Modelle in ihrem Alter, die ihre Kleidung tragen, keine Fernsehansagerin, keine Sängerin, keine Stewardeß. Manchmal macht es den Eindruck, als wäre die Unsichtbarkeit nicht nur vorgestellt, sondern wahrhaftig. Das mag kein ernsthaftes Hindernis sein, aber verwunderlich ist es doch.

Zwar ändert sich auch die Rolle des Mannes, aber er ist immer noch besser gegen die gesellschaftliche Geißel des Alters geschützt. Ein reifer Mann ist nicht per se häßlich, weil er sowieso der Schönheit weniger Tribut zollt. Ein Mann wird ursprünglich nicht als schönes Objekt verstanden, er ist nicht auf der Welt, um zu verführen. Zusätzlich zu diesem wesentlichen

Ausgangspunkt spielen andere althergebrachte gesellschaftliche Faktoren eine Rolle. Beruflicher Erfolg, Reichtum, Bekanntheit in der Öffentlichkeit, all das ist ein Quell der Attraktivität, der über die Häßlichkeit des alten Mannes hinwegsehen läßt. Einige Soziologen sind der Meinung, daß dieses Kompensationsprinzip für Frauen noch immer nicht gilt, auch wenn sie inzwischen dieselben Terrains für sich erobert haben. Ich persönlich denke, es ist eine Frage der Zeit. Auf lange Sicht werden sich die Dinge ändern. Wenn Macht ein Hilfsmittel für Schönheit ist, dann wird die Frau es für sich einfordern und sich durchsetzen. Wir haben schon Schwierigeres vollbracht, um der Häßlichkeit zu entrinnen.

BEISPIELE AUS DER WIRKLICHKEIT

FERN DER STADT

Wenn die Stadt ein Ort gesellschaftlicher Zusammenkünfte, der Galanterie, der Mode und ihrer Zurschaustellung ist, wo die Häßlichen im Vergleich schlecht dastehen, scheint es nur logisch, daß sie ihr Glück woanders suchen. Viele Reisepionierinnen, Entdeckerinnen, Anthropologinnen, Missionarinnen und Abenteurerinnen waren nicht schön. Das typische Bild ist das der weiblichen Reisenden als robustem Wesen in wenig eleganter Feldkleidung, mit derben Stiefeln, Pferdeschwanz und dicker Brille. Wie alle Archetypen wird natürlich auch dieses Bild der Wirklichkeit nicht gerecht. Es gab bildschöne Abenteurerinnen wie Isabelle Eberhardt oder Freya Stark, aber zweifellos entsprachen viele von ihnen nicht dem gängigen Kanon, und interessanterweise war ihnen ihr Aussehen auch ziemlich egal. Ihr betont unkokettes Verhalten zeigt, daß sie es ablehnten, in der Welt der Eitelkeiten mitzumischen.

Die Österreicherin Ida Pfeiffer (1797–1858) ist zweimal um die ganze Welt gereist und war in ganz Europa berühmt. Ein zeitgenössisches Bild zeigt eine kleine, unscheinbare Frau mit einem Mäusegesicht, geschmückt mit einer Haube, die ihr Haar bedeckt. Ihre Tagebücher verraten uns, daß es für sie ein Alptraum war, ein Korsett und weiblichen Putz tragen zu müssen, als sie in die Pubertät kam. Den gesellschaftlichen Konventionen gehorchend, verheiratete ihre Familie sie mit einem Witwer, aber sie wurde nicht glücklich in ihrer Ehe. Ihr Leben als Hausfrau und Mutter hinderte sie daran, die großen Abenteuer in die Tat umzusetzen, die sie berühmt machen sollten.

Pfeiffer gehört zu den Frauen, die durch ihr äußeres Erscheinungsbild zum Handeln getrieben wurden. Ihre Häßlichkeit diente ihr zweifellos als Ansporn, sich für das Reisen zu entscheiden. Fern von Liebesabenteuern und nicht bereit, eine Schönheit vorzuspiegeln, die sie nicht besaß, bereitete sie sich durch Lektüre auf die strapazenreichen Reisen vor.

Wer hätte in Sumatra, Borneo oder Turkestan wegen ihrer Häßlichkeit verächtlich auf sie herabblicken sollen? Bestimmt kam sie den Menschen exotisch vor. Ein Kommentar in ihrem Buch *Eine Frau fährt um die Welt* ist in dieser Hinsicht sehr erhellend:

»Der Europäer ist zweifellos ein sonderbarer Menschentyp: In Europa fällt es ihm schwer, jemanden nach seinem Geschmack zu finden, dieser jemand muß eine Vielzahl von Eigenschaften haben, und hier läßt er sich von den fülligen schwarzen oder schmutzigbraunen Schönheiten faszinieren, die eher wie Affen aussehen als wie Frauen.«

In diesem Kommentar hört man deutlich das in der viktorianischen Epoche so weit verbreitete kolonialistische Überlegenheitsgefühl des Zivilisierten gegenüber dem »Wilden« heraus. Aber es klingt darin auch die Verbitterung der Frau an, deren Körper von ihren Zeitgenossen nie begehrt wurde.

Weder Mary Kingsley (1862–1900) noch Isabella Bird (1831–1904) waren schön. Mary Kingsley war häufig sogar der Gegenstand von Hohn und Spott. Sie blieben beide unverheiratet und kümmerten sich um ihre Eltern, solange diese lebten, wie damals üblich, aber am Ende waren sie mutig und intelligent genug, sich nicht einfach mit ihrem Schicksal abzufinden. Mary, die ein mattes, langes Gesicht und männliche Züge hatte, machte sich auf Konferenzen über ihr Äußeres lustig. Ihre ethnologischen Beiträge waren viel bedeutender, und ihre Feldaufzeichnungen waren eine große Bereicherung der Kenntnisse über den afrikanischen Kontinent.

Sicherlich hatten diese wenig anmutigen Frauen auf ihren allein unternommenen Reisen mit mehr Unwägbarkeiten zu kämpfen als Frauen, die in Begleitung ihrer Männer reisten. Aber ihr wenig attraktives Aussehen ersparte ihnen die Langeweile und Oberflächlichkeit einer Existenz als verheiratete Frauen, sie fanden für sich einen Weg, bei dem Schönheit und körperliche Verführung keine Rolle spielten.

Es gibt noch einen weiteren Typus von reisenden Frauen, die keineswegs häßlich waren. Da ist zum Beispiel die französische Orientalistin Alexandra David-Néel (1868–1969). Ein Jugendbildnis zeigt eine blühende junge Frau, mit ansprechenden Gesichtszügen und in ein modisches Kleid gehüllt. Sie heiratete mit sechsunddreißig und führte ein ruhiges Leben, bis sie mit dreiundvierzig ihren Mann und die bürgerlichen Sitten zurückließ, um in den Orient zu reisen. Sie lebte in Tibet, bestieg den Himalaya und ging nach Lhasa, um sich in die Kunst der Meditation und mystische Erkenntnis einweihen zu lassen.

Auf späteren Fotografien hat sich ihr Äußeres radikal verändert. Man sieht eine dicke Frau in tibetanischer Tracht, ohne eine Spur von Make-up,und ihre Gesichtszüge sind so hart geworden, daß man sie für einen Mann halten könnte. Es ist ihr ganz offenbar gleich, ob man sie für häßlich oder schön hält. Als sie eines Tages an einem Empfang ihr zu Ehren teilnehmen mußte, schrieb sie: »... ich habe gelebt wie eine Wilde, ohne Korsett, Kragen oder richtige Schuhe. Diese Accessoires wären mir jetzt lästig, vor allem, weil ich sehr dick bin und weil mir die Sachen von früher nicht mehr passen und ich das Korsett sehr eng schnüren müßte, und das stört mich ganz enorm.«

Ähnlich verhält es sich mit Diane Fossey (1932–1985), der amerikanischen Primatenforscherin, die dank ihrer, auch verfilmten, Biographie (*Gorillas im Nebel*) berühmt wurde. Werfen wir einen Blick auf ihre ersten und letzten Bilder nach vielen Jahren in Ruanda, so läßt sich eine weit komplexere Entwicklung beobachten als nur einfaches Altern. Eine schöne, gepflegte Frau mit feinen Gesichtszügen wird am Ende zu einem verwahrlosten Wesen mit sonnengegerbter Haut, das Haar zu einem einfachen Pferdeschwanz gebunden. Ihre Arbeit hatte sie so gefangengenommen, daß sie über ihr Äußeres nicht mehr nachdachte.

Man kann in der Entwicklung all dieser Frauen einen bewußten Akt der Verweigerung sehen, eine Art, das Recht auf Selbstbestimmung auch für sich selbst in Anspruch zu nehmen. Zugleich kommt darin aber auch der Wunsch zum Ausdruck, mit dem Land und den dort gültigen Werten eins zu werden. Im Fall von David-Néel stellte ihr neues Erscheinungsbild die Einfachheit und Geistigkeit Tibets, Indiens und des Buddhismus in drastischen Kontrast mit der schrecklichen Banalität der Pariser Gesellschaft ihrer Zeit. Fosseys Annäherung an die Gorillas ist eher ein Akt selbstbewußter Assimilation. Sie hat diese vom Aussterben bedrohten Tiere nicht nur untersucht, sondern die tierischen Wurzeln des Menschen, das Menschliche in ihnen erblickt, sie hat sie geliebt.

Hätte David-Néel auf ihr Gewicht achten und sich elegant kleiden sollen, nachdem sie in einem Tempel von Benares auf dem Wege der Meditation in mystische Sphären vorgestoßen war? Hätte es irgendeinen Sinn gehabt, wenn Fossey sich im Urwald geschminkt hätte? Eher sieht es so aus, als hätten sie eine besondere Genugtuung dabei empfunden, das Schönheitsdiktat der Welt, aus der sie kamen, hinter sich zu lassen und ganz in der neuen Welt aufzugehen.

BEGEHRTE MACHT

Von allen Bereichen menschlicher Aktivität ist die Politik derjenige, in dem die Frauen am schwersten Fuß fassen. Auch heute noch übersteigt die Zahl der Männer, die sich der *res publica* widmen, die der Frauen bei weitem. Es gibt zwei Theorien, die diesen Zustand zu erklären versuchen. Die eine behauptet, die Frau sei nicht wirklich daran interessiert, in die Zentren der Macht vorzudringen. Ihre wenig wettbewerbsfreudige Natur, die geringe Bereitschaft zu direkter Konfrontation und das fehlende Streben nach Autorität hielten die Mehrzahl der Frauen angeblich schon im Vorfeld davon ab, eine politische Karriere einzuschlagen. Die andere, stärker an der Statistik orientierte Erklärung führt an, daß Frauen durch den jahrhundertelangen Ausschluß aus der Politik auf keinerlei Tradition zurückgreifen könnten, der sie folgen könnten, das heißt, wir befinden uns erst am Anfang einer echten Integration der Frauen in dieses Kollektiv.

Nehmen wir die Privilegien, die Männer sich geschaffen und über Jahrhunderte hinweg genossen haben, so erscheint es nur logisch, daß sie sich weigern, die Sessel der Macht mit den Frauen zu teilen. Das erklärt auch, warum die Bereiche, wo man am wenigsten Frauen findet, ebendie sind, wo die wahre Macht sitzt: Politik und Geld.

Zu glauben, Frauen seien zur Machtausübung nicht berufen, erscheint mir als eine allzu simpel deterministische Sichtweise. Ich vermute eher, daß die Vorstellung, Frauen könnten in Regierungskreisen eine Rolle spielen, Männern bis heute unüberwindliche Schwierigkeiten bereitet, der Widerstand dagegen ist jedenfalls nach wie vor weitverbreitet. Ein Blick in die Vergangenheit genügt, und man sieht, daß den Frauen nichts geschenkt wurde, sie mußten um jedes Recht kämpfen, auch um ein so grundlegendes wie das Wahlrecht. Das war im 19. Jahrhundert, also historisch gesehen vorgestern. Vielleicht haben die recht, die noch ein wenig Zeit fordern, bis auch auf dem Gebiet der Politik völlige Gleichberechtigung erreicht ist. Aber was ist mit den Frauen, die sich bereits auf dem politischen Parkett bewegen? Ist Schönheit für sie so unverzichtbar wie in anderen Bereichen?

DIE HÄSSLICHE FEMINISTIN

Die Liga der Suffragetten wurde 1889 in England gegründet. Ihr Kampf um das Wahlrecht der Frauen dehnte sich später auf andere Ziele aus, die alle im Zusammenhang mit der Emanzipation der Frau standen. Es soll niemand glauben, daß es sich dabei um eine unblutige Schlacht handelte, bei der feine Damen auf Demonstrationen ein Spruchband schwenkten. Englische und amerikanischen Suffragetten haben die frauenfeindlichen Politiker in den Parlamenten gestellt, sie haben sie verfolgt und haben sogar Bombenattentate auf Regierungsgebäude verübt.

Unser Bild von den Feministinnen jener Epoche ist dennoch sehr stereotyp geblieben. Die Fotografien und Filme zeigen sie uns als strenge, dunkel gekleidete Damen, mit unauffälligen Hüten und keinerlei Schmuck, der den spartanischen Gesamteindruck aufhellen könnte. Sie unterscheiden sich kaum von den Damen der Heilsarmee. Diese Pionierinnen in der Welt der Politik begründeten eine Tradition, die erst viel später wieder verstummen sollte. Aus Angst vor der Lawine an Kritik in den Zeitungen, vor den Reden, in denen sie als Verrückte oder Unruhestifterinnen beschimpft wurden, versuchten sie mit allen Mitteln zu beweisen, daß sie ihr Ansinnen sehr ernst nahmen und daß daran nichts Frivoles war. Nichts lag ihnen ferner als die müßige Existenz gelangweilter Damen, die verzweifelt nach einem Lebensinhalt suchten oder auf sich aufmerksam machen wollten.

Die weibliche Schönheit, die jahrhundertelang die Frauen zu schönen Objekten degradierte, war für diese Feministinnen negativ besetzt, und so versuchten sie diese komplett aus ihrer Bewegung zu streichen. Sie machten sich aus freier Entscheidung zu »häßlichen« Frauen und versuchten, die gängigen Leitbilder umzustürzen.

Emmeline Pankhurst, die im Verlauf ihrer Kampagne für das Wahlrecht der Frauen zwischen 1908 und 1913 immer wieder ins Gefängnis mußte, erschien in der Öffentlichkeit mit ihren beiden Töchtern, als gäbe es zwischen ihnen keinen Altersunterschied. Mit ihrer trist anmutenden Kleidung verweigerten sie sich einem Schönheitsideal, dem nachzueifern jahrhundertelang das einzige Ziel der unemanzipierten Frau war.

Emma Goldmann kämpfte in den Vereinigten Staaten für Geburtenkontrolle und das Wahlrecht der Frau. In der Nahaufnahme sehen wir, daß sie ihrem Gesicht keinerlei Verschönerungsmaßnahmen angedeihen ließ. Sie trägt das graue Haar streng zurückgebunden, und ihre schönen blauen Augen verschwinden hinter einer großen runden Brille. Sie lächelt nicht, im Gegenteil, um die Mundwinkel hat sie einen mürrischen Zug. Man erkennt ganz klar die Angst, für eine sanftmütige alte Dame mit Spitzenkragen und ordentlich gerafften Kleidern gehalten zu werden. Schönheit und ergebene Sanftmut galten als identisch. Der Chef des FBI, John Edgar Hoover, nannte sie die »gefährlichste Frau

Amerikas« und ließ sie, nachdem sie zwei Jahre im Gefängnis gesessen hatte, als gebürtige Russin 1919 in die Sowjetunion abschieben.

Aus dem Bestreben, sich von den banalen gängigen Schönheitsidealen abzusetzen, resultiert wahrscheinlich die bis zum Überdruß wiederholte Theorie, jede Feministin, gleich welchen Alters und welcher Hautfarbe, sei häßlich, ohne Ausnahme. Aus der Entscheidung,von Schmuck, Schminke und sonstigem Zierat abzusehen, um nicht für eine eitle Schönheit gehalten zu werden, wird abgeleitet, daß Frauen, die sich dem feministischen Kampf verschreiben, dies tun, weil sie bei allen anderen Schlachten auf verlorenem Posten stehen – gemeint ist natürlich die Schlacht um die Männer, darum, wer die Schönste ist, die unantastbare Verpflichtung zu gefallen.

Daran schließt sich die Behauptung, Feministinnen seien samt und sonders frustrierte Frauen, die von ihrer wahren weiblichen Berufung abgekommen sind, voller Ressentiments und unterdrückter Wut auf eine Gesellschaft, die ihr Äußeres ablehnt. Wer würde schon solchen Vogelscheuchen politische oder irgendwelche andere Aufgaben übertragen? Feministinnen gehören ins gesellschaftliche Abseits, und sie sind auch noch selbst schuld. Als strahlende Schönheiten wären sie schließlich nicht halb so gefährlich.

Die Ungerechtigkeit und Dummheit solcher Ansichten bedarf keinen Kommentars, aber leider sind sie nach wie vor weitverbreitet. Einige bekannte Feministinnen sind deshalb dazu übergegangen, sich sehr sorgfältig um ihr Äußeres zu kümmern, sich auffällig zu kleiden und zu schminken und damit zu signalisieren, daß sie keine Lust haben, als häßlich zu gelten, nur weil sie politisch engagierte Frauen sind.

FRAUEN UND POLITIK

Die Rechte der Arbeiter und Arbeiterinnen waren ein wichtiges Thema nach der industriellen Revolution, aber Gewerkschaften und die Revolutionsbewegungen waren ausschließlich männliches Territorium. Aktivistinnen, die sich für eine politische Sache einsetzten, mußten klarstellen, daß sie die bürgerlichen Werte der Gesellschaft ablehnten, und einer dieser unverrückbaren Werte bei der Frau war, sich dem Schönheitsideal über Styling und Kleidung anzunähern.

So stellten die Kämpferinnen ihr äußeres Erscheinungsbild hintan und präsentierten sich als Frauen, die durch Stärke bestechen konnten. In manchen Fällen verbargen sie sogar ihre Schönheit hinter einem betont nüchternen Stil. So trat Dolores Ibárruri, *La Pasionaria*, eine sehr schöne Frau von beeindruckender Statur, in der Öffentlichkeit nie anders auf, als wir sie kennen: immer schwarz gekleidet, strenger Knoten und als einzigen Schmuck stets dieselben klassischen Ohrringe.

Eine andere Spanierin mit einer brillanten politisch-revolutionären Karriere wie die Anarchistin Federica Montseny wollte keinerlei bestimmte Werte mittels ihres äußeren Erscheinungsbildes demonstrieren, sie tat aber auch nichts, um es in irgendeiner Weise zu verbessern. Die meisten Fotografien zeigen sie mit dicker Brille, gekleidet wie eine durchschnittliche Hausfrau.

In den letzten Jahrzehnten ist das revolutionäre Element aus dem politischen Alltag im Westen vollständig in den Hintergrund gerückt. In anderen Ecken der Welt freilich gehen die Kämpfe um politische Rechte mit anderen Zielsetzungen unvermindert weiter. Rigoberta Menchú, die in Guatemala für die Rechte der Indios kämpft, ist auf allen internationalen politischen

Bühnen zu Hause, und ihre Figur entspricht in keinster Weise den gängigen Schönheitsvorstellungen. Ihr nachhaltiger Einsatz hat ihr 1992 den Friedensnobelpreis beschert; bei dem, was sie tat, spielte es nie eine Rolle, daß sie eher kleinwüchsig und ziemlich dick ist.

Noch andere, wenig anmutige Frauen waren alles andere als graue Mäuse. Rosa Luxemburg war klein und von stämmigem Wuchs, und sie hatte eine große Nase. Sie kleidete sich ein wenig ausgefallen, und es gibt Fotos, auf denen sie im gestreiften Kleid zu sehen ist und einen witzigen Strohhut mit flacher Krempe trägt. Bei ihrer herausragenden politischen Rolle spielte ihr wenig attraktives Äußeres überhaupt keine Rolle.

Nachdem im Westen die Regeln demokratischen Zusammenlebens gesetzlich festgeschrieben waren, bekamen auch Frauen Zugang zu den Regierungsinstitutionen, ohne erst das Kampfschwert schwingen zu müssen. Von diesem Moment an, so sollte man erwarten, müßte die Chancengleichheit mit ihren männlichen Kollegen dazu führen, daß die Sorge um das Aussehen zweitrangig wird. Aber so war es keineswegs. Die ersten Frauen auf verantwortungsvollem Posten waren aufgrund der turbulenten Zeiten kampferprobt. Wenn man einen Blick auf das internationale politische Panorama wirft, findet man Frauen wie Sirimavo Bandaranaike, die als erste Premier-ministerin Ceylon zur Republik Sri Lanka machte; Maria Eugenia Charles, Politikerin der Dominikanischen Republik, die als Premierministerin die erste Frau in dieser Position in der Karibik wurde; Alva Myrdal, die schwedische Sozialistenführerin, die den Friedensnobelpreis für ihren Kampf für die Abrüstung bekam; die Liste ist lang, aber nicht unendlich. Sieht man sich die Fotos all dieser Frauen an, so erkennt man deutlich das Bemühen, das Äußere nicht zu betonen: keine Spur von Make-up, dezente Kleidung, Frisuren, die das Haar eher verstecken als hervorheben ...

Bei einer dieser Politikerinnen ist die Gleichgültigkeit gegenüber einem irgendwie attraktiven Äußeren besonders auffällig: Golda Meir, gebürtige Russin, in den Vereinigten Staaten aufgewachsen, setzte sich sehr früh für die zionistische Sache ein, und sie war eine der Unterzeichnerinnen der Unabhängigkeitserklärung von Israel. Die Zeiten waren viel zu unruhig und zu entscheidend, als daß noch Zeit gewesen wäre, sich mit dem eigenen Erscheinungsbild zu beschäftigen. Genau wie Arafat trat sie zunächst in der Öffentlichkeit immer in Uniform auf, um den permanenten Kriegszustand zu demonstrieren, und Golda Meir machte damit unmißverständlich klar, daß sie an Energie und Stärke einem Mann in nichts nachstand. Ihr Körper war die Uniform gegen die mit weiblicher Schönheit verbundenen konventionellen Vorstellungen.

Sie war groß, kräftig, hatte eine auffällige Nase und buschige Augenbrauen, und sie unterstrich diesen maskulinen Look durch ihr Auftreten. Glattes, zum Knoten gefaßtes Haar, graue Kleidung und Männerschuhe. Nur bei feierlichen Anlässen trug sie eine Perlenkette. Wenn man sich ihre Tätigkeiten anschaut, ist man beeindruckt: Botschafterin in Moskau, zweimal Ministerin, im Arbeits- und im Außenministerium, und 1969, mit einundsiebzig Jahren, Regierungschefin. Sie ist als Politikerin von unbestreitbarem Einfluß in die Geschichte eingegangen. Als wäre es ihr ein Bedürfnis gewesen, ihren Mangel an weiblicher Schönheit durch die Größe ihrer Aufgabe mehr als wettzumachen.

Auch in Spanien gab es Politikerinnen mit maskulinem Touch, den sie selbst noch hervorhoben. Victoria Kent, eine der ersten Anwältinnen in Spanien, Abgeordnete für die sozialistische Partei und zu Beginn der dreißiger Jahre Beauftragte für den Strafvollzug unter der republikanischen Regierung, führte eine der bis dahin beispiellosesten liberalen Strafvollzugsreformen durch. Sie schloß über hundert Gefängnisse, in denen unhaltbare Zustände herrschten, und schaffte den Gebrauch von demütigenden Fußschellen ab. Die Härte dieser Aufgabe schien eher für einen Mann geeignet als für eine Frau. Vielleicht entsprach es ihrem Naturell, oder vielleicht zwang sie ihre Aufgabe dazu, jedenfalls erschien es allen völlig normal, daß die ziemlich beleibte Señora Kent in der Öffentlichkeit mit betont einfacher Frisur und in einem schmucklosen Kostüm auftrat.

Ähnlich verhielt es sich mit einer Zeitgenossin aus dem anderen politischen Lager. Man kann nicht behaupten, Pilar Primo de Rivera sei eine schöne Frau gewesen. Mager, mit rauhen, beunruhigenden Gesichtszügen, war der Gründerin der Frauenabteilung der Falange besonders daran gelegen, nicht wie eine frivol aufgemachte Frau aufzutreten. Innerhalb der faschistischen Ideologie, die sie geprägt hatte, fiel den Frauen die Aufgabe zu, sich tugendhaft zu zeigen und Opfer für das Vaterland zu bringen. Die größte Heldentat einer Frau sei es, Kinder zu gebären, um die Nation größer und mächtiger zu machen. Ihr *look* war soldatisch, düster. Pilar Primo de Riveras Ehelosigkeit und Auftreten sollten die völlige Ergebenheit gegenüber einer Sache zur Schau stellen, sie symbolisierte nicht die spanische Durchschnittsfrau, von der die Falange träumte, sondern trat auf wie ein spartanischer Soldat an der Spitze seiner Truppen, eine Art schwarz eingefärbte Jeanne d'Arc. Während der Franco-Zeit war es ein Volkssport, ihr Äußeres zu bewitzeln. Sie blieb ihrer Rolle treu, änderte nie ihren Stil, benutzte nie modische Accessoires, im Gegenteil, ihr wenig anmutiges, düsteres Erscheinungsbild war ihr ideologisches Bollwerk.

Die Beispiele stammen aus zeitnahen Epochen, denn der Eintritt der Frauen in die Politik ist relativ jungen Datums. Allerdings geht die Epoche, in der Frauen Häßlichkeit kultivierten, um ernst genommen zu werden, zu Ende. Heutzutage scheint es immer wichtiger zu werden, attraktiv und charmant in der Öffentlichkeit aufzutreten. Dieser Umschwung hat vor allem damit zu tun, daß wir in einer Zeit leben, in der Imagepflege und Fernsehen zum vorrangigen politischen Instrumentarium geworden sind. Die männlichen Politiker verpflichten Image-Berater, die ihnen sagen, wie sie auftreten sollen. Bei den Frauen verhält es sich genauso, mit einem Unterschied: Bei Ministerinnen oder weiblichen Abgeordneten pflegen die Journalisten stets das Erscheinungsbild zu kommentieren, während das bei den Männern in gleicher Position weniger der Fall ist.

Andererseits müssen die Frauen nicht mehr durch betonte Nüchternheit und Strenge beweisen, daß sie ihre Aufgabe ernst nehmen. Man geht davon aus, daß sie dies durch ihr Handeln unter Beweis stellen. Eine Frau kann sich nach Lust und Laune verschönern, auch wenn sie einen Posten in der Regierung hat. Und im Moment scheint die Tendenz dahin zu gehen, daß man das sogar von ihr erwartet. Man denke, um wieder ein spanisches Beispiel zu nehmen, an die sozialistische Kulturministerin Carmen Alborch, die, als sie das erste Mal, sehr modern und sexy gestylt, im Parlament auftauchte, ein deutlich vernehmbares Raunen in den Reihen der Herren auslöste.

Es scheint ein wenig rationaler Gedanke, daß eine Frau nur aufgrund ihrer Schönheit Erfolg in der Politik hat. Wenn wir zurückschauen, können wir vielleicht einen Fall anführen. Eva Perón wurde als Ehefrau des argentinischen Populisten und Diktators Juan Perón extrem populär und einflußreich, indem sie ihre

Schönheit und ihren Charme beim Volk einsetzte. Aber sowohl sie selbst als auch die damaligen Umstände der argentinischen Politik waren so speziell, daß das Beispiel nicht beliebig übertragbar ist. So etwas wäre heute nicht mehr möglich. Freilich – auch eine Frau wie Golda Meir würde heute wohl kaum die Zustimmung der Wähler finden. Ob der deutschen Oppositionsführerin Angela Merkel, die 2006 als erste Frau den Posten eines deutschen Bundeskanzlers erringen will, bei aller Imagepflege, zu der ihre Berater sie verdonnerten, mehr Glück beschieden ist, muß sich erst noch zeigen.

Eine Frau zeigt sehr deutlich, wohin sich das Schönheitsparameter in der aktuellen Politik bewegt: Hillary Clinton, Senatorin des Staates New York und vielleicht bald die erste Präsidentin der Vereinigten Staaten. Wenn wir uns die Jugendbilder anschauen, war sie nicht gerade das, was man als hübsch bezeichnet. Sieht man auf frühen Fotografien die dicken Brillengläser, die geschmacklosen Kleider und ihre nicht eben schlanke Figur, fragt man sich fast, was den ehemaligen Präsidenten dazu bewogen hat, sie zum Traualtar zu führen. Ihre Intelligenz wäre eine Antwort auf diese Frage, denn ihr hatte er es unter anderem zu verdanken, daß er den Sprung ins Weiße Haus schaffte. Hillary, die brillante Rechtsanwältin, veränderte ihr Äußeres auf spektakuläre Weise, als sie Karriere machte, und diese Veränderung wurde noch eklatanter, als sie an der Seite ihres Mannes zur First Lady wurde und selbst politische Ambitionen entwickelte. Kontaktlinsen, wechselnde Frisuren, blonde Haarfarbe, elegante, ausgefallene Kleidung waren die Merkmale ihres neuen Stils. Sie mußte zeigen, daß die Senatsanwärterin in einem so glamourösen Staat wie New York alles andere als ein Mädchen aus der Provinz war. Hillary Clinton war auf vielen Titelseiten bedeutender Zeitschriften zu sehen, immer sehr gepflegt, und niemand hätte es gewagt, sie als eitel, dumm oder oberflächlich abzustempeln. Im Gegenteil, indem sie auf ihr Äußeres achtet, erweist sie sich als moderne Frau, die auf die ihr erreichbaren Mittel zur Verschönerung zurückgreift.

Es besteht allerdings die Gefahr, daß diese neue Art des persönlichen Styling zu einer gesellschaftlichen Verpflichtung wird. Viele längst nicht so begnadete Frauen, die nach öffentlichen Ämtern streben, ändern ihren Look, konsultieren einen Image-Berater und erwarten sich davon den politischen Erfolg, der nur mit Intelligenz allein nicht länger ohne weiteres erstritten werden kann. Diese Tendenz, die Politikerinnen dem sozialen Zwang unterwirft, schön zu sein, gilt in gleichem Maße für alle anderen Frauen. Das Positive daran: Man braucht jetzt in öffentlichen Ämtern kein bestimmtes festgelegtes Erscheinungsbild zu haben, und wenn eine Frau ein rotes Kleid oder auffallende Ohrringe trägt, wird ihre Politik nicht mehr ganz so mißtrauisch beäugt.

Ein gutes Beispiel dafür ist Madelaine Albright, Außenministerin in der Clinton-Administration. Sie war von kleinem Wuchs, mollig und hatte nicht besonders ebenmäßige Züge. Auf den bedeutendsten politischen Bühnen, bei Konferenzen und der Unterzeichnung von Friedensverträgen war sie immer von Männern in grauen Anzügen umgeben, wohingegen sie kurze Röcke trug, wann es ihr beliebte, auffällige Hüte, und selbst wenn sie einmal sehr formell gekleidet war, peppte sie das immer durch ein besonderes Detail auf: eine außergewöhnliche Brosche oder einen extravaganten Schal. Ich muß gestehen, ich war begeistert, daß sie so unbekümmert ihrem eigenen Geschmack folgte. Die Libelle am Revers, der Hut mit der roten Krempe und die Art, wie sie mutig Bein zeigte, hatten etwas Erfrischendes gegenüber der tristen

Eintönigkeit ihrer männlichen Kollegen. Niemand hätte je daran gezweifelt, daß sie ihrem schwierigen Job gewachsen war, auch wenn die Journalisten manchmal eine ironische Bemerkung über ihren Kleidungsstil machten.

Manch einer wird sich fragen, warum ich an dieser Stelle nicht über eine so bedeutende Politikerin wie Margaret Thatcher spreche (s. Seite 92). Nun, einfach weil es keinen Konsens darüber gibt, ob sie häßlich oder schön ist. Einige finden sie sehr attraktiv, und andere halten sie für eine der häßlichsten Frauen, die sie je gesehen haben. Im vergangenen Jahr gab es in London eine Ausstellung von Bildern und diversen Porträts der früheren Premierministerin, in denen sie als Symbol für Sinnlichkeit präsentiert wurde. Ich weiß nicht, ob die moderne, rasante Gestaltung der Ausstellung einen ironischen Beigeschmack hatte, aber sie zeigt, daß man über Margaret Thatcher als Sex-Symbol nachgedacht hat und daß ihr Aussehen die Fotografen nicht unbeeindruckt gelassen hat. Sie selbst präsentierte sich vor den Massenmedien immer überaus gepflegt. Immer perfekt frisiert und gekleidet, ein wenig frivol, gab sie zu verstehen, daß das Äußere ihr wichtig und sie selbst ihrem Stil treu sei. Und tatsächlich erlaubte sie sich nie die kleinste Veränderung.

Ich bin überzeugt, die sogenannte eiserne Lady war den Kommentaren über ihr Äußeres gegenüber keineswegs immun, keine Frau ist das. Mir fällt dazu eine Anekdote über eine andere wichtige Poltikerin ein: Eleanor Roosevelt, bekanntlich eine sehr strenge, absolut nicht eitle Frau, die während der Amtszeit ihres Mannes und sogar noch darüber hinaus einen enormen politischen und gesellschaftlichen Einfluß ausübte. Als ein Journalist sie fragte, was ihr im Leben gefehlt habe, lächelte sie und sagte freiheraus: »Ich wäre gerne etwas schöner gewesen.«

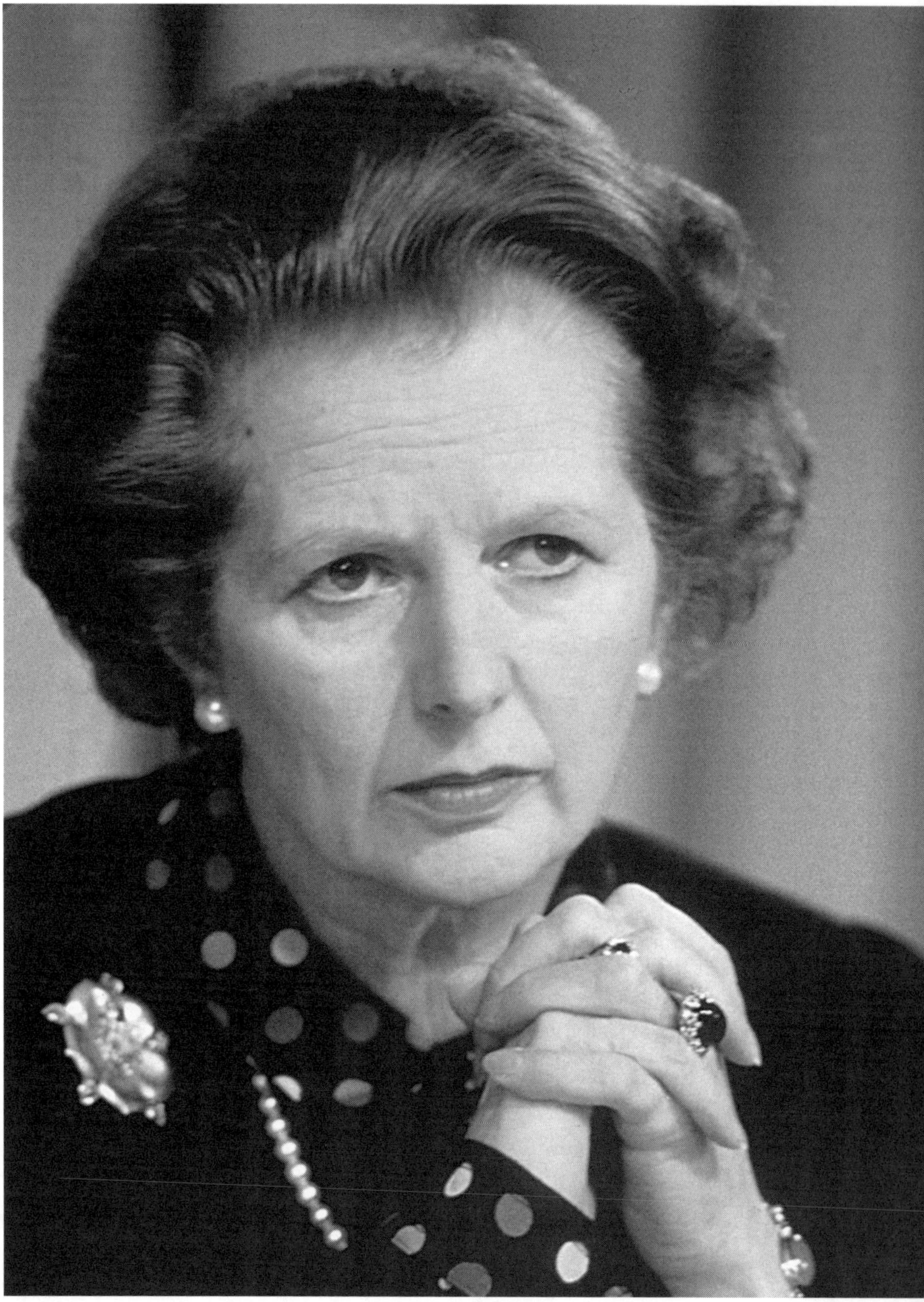

MARGARET THATCHER

HÄSSLICHE GÖTTINNEN

Das Kino war von Anfang an die universelle Plattform, auf der die neuen Schönheitskanons geprägt wurden. Die Schauspielerinnen, vor allem die aus Hollywood, wurden von Tausenden von Frauen imitiert. Die weibliche Schönheit fand in den Filmen ein neues Glorifizierungssystem, dessen Macht ungebrochen ist. Kaum vorstellbar, daß in diesem Olymp der Göttinnen auch häßliche zugelassen waren. Aber Frauen mit einem besonderen Talent bringen das scheinbar Unmögliche fertig: nicht nur im Club der Schönen akzeptiert zu werden, sondern ihre vom Kanon abweichenden Züge durchzusetzen und zu den begehrtesten Frauen Hollywoods aufzusteigen.

Die wunderbare Traumfabrik Hollywood hat die Schönen immer den Häßlichen vorgezogen. Es gab nicht nur einen einzigen Kanon, jedem Schönheitstyp waren bestimmte Verhaltensnormen zugeordnet. Diese Normen waren nie neutral, denn der Einfluß der Filme auf die Menschen und die Macht der Filmindustrie führten unweigerlich zu einer Kontrolle der Filminhalte und der Figurentypen.

Der universelle Typ des von den großen Studios kreierten Stars, für den Marilyn Monroe das Paradebeispiel ist, vereint Schönheit, Anziehungskraft und Glamour, körperliche Perfektion und Fotogenität. Der Superstar war ein begehrtes Objekt, das man mit Geld haben konnte. Bei vielen Filmen, in denen diese Frauen auftraten, ging es darum, wie man sich mit weiblicher Verführungskunst einen Millionär angelt.

Die »Schönheitsingredenzien« dieser Schauspielerinnen waren so markant, daß sie sich am Ende ähnelten. Platinblondes Haar, üppiger Ausschnitt, stark geschminkte Augen, moderne

Kleider und Pfennigabsätze waren Kennzeichen des Glamour, aber zugleich auch eine Uniform. Die Rollen für dieses Ideal von Weiblichkeit waren für einen eindeutig heterosexuell orientierten männlichen Betrachter mit stereotypem Geschmack gedacht. Der Unterhaltungseffekt oder die Spannung waren genauso wichtig wie das Vergnügen, sich den ganzen Film über an der Schönheit und dem Sex-Appeal der Frauen ergötzen zu können.

Diese ästhetischen Richtlinien sind auch heute nicht aus dem Kino verschwunden. Aber schon in den dreißiger und stärker noch in den vierziger Jahren tauchte eine Alternative zu diesen Einheitsschönheiten auf. Dem Diktat der Zeit folgend, gaben die Drehbücher unabhängigen, charakterstarken Frauen mit eigenem Kopf eine Chance, die nicht unbedingt nur schön und dem Mann gegenüber willfährig sein mußten. Mit einem Mal eroberten schlechte, gemeine Frauen das Szenario, die, beruflich erfolgreich, freiwillig ein Single- oder Abenteurerinnenleben führten und sich nicht mehr länger dem Mann unterwarfen.

Aber die Tatsache, daß jetzt auch Frauen Erfolg haben, die nicht dem Kanon entsprechen, bedeutet noch lange nicht das Ende der ästhetischen und inhaltlichen Bevormundung durch die Studios. Das amerikanische Kino und sein *star system* wollen die Zuschauer nach wie vor manipulieren. Frauentypen, die das charakterliche, körperliche oder moralische Klischee unterwandern, gelten als Beispiele dafür, daß Hollywood Talent und Einzigartigkeit belohnt. Seht her, so lautet die Botschaft, jeder in diesem großen Land bekommt seine Chance, sogar die Häßlichen. Und so bleibt am Ende jeder Versuch, das gängige Schönheitsmodell zu unterwandern, innerhalb des Systems.

Bette Davis ist eine der wenigen Frauen, die ihr Leben lang ein Star waren. Um so viele Jahre in der ersten Reihe zu stehen, muß man eine sehr gute Schauspielerin sein, und Bette Davis war ganz hervorragend. Mit ihrer Hakennase, den Glotzaugen, den buschigen Augenbrauen und dem verkniffenen Mund war sie eher das Gegenteil einer Hollywoodschönheit. Ihr Äußeres stand ihrem Erfolg nicht im Weg, aber es ist interessant zu sehen, wie es instrumentalisiert wurde.

Nachdem sie sich von einem Knebelvertrag mit Warner befreit hatte, fing Bette Davis an, die Filme zu drehen, die ihr weltweite Anerkennung bescherten. Sie ist darin die absolute Hauptfigur, und ihre Rollen haben ganz spezielle Charakteristika. In *Alte Jungfer* ist sie gekleidet, frisiert und geschminkt, als wäre sie eine absolut reizlose Frau, und das Drehbuch sieht vor, daß der Mann, um den es geht, eine andere vorzieht. In *Was geschah wirklich mit Baby Jane?* ist sie nicht nur verrückt und besessen, sondern sie wird regelrecht verunstaltet gezeigt. *Günstling einer Königin* zeigt sie als bis zur Karikatur entstellte Königin Elisabeth I. von England.

Es sind immer die Rollen der schlechten, gefühllosen, grausamen Frau, die ihr wie auf den Leib geschneidert scheinen. In *Jezabel, die boshafte Lady* nimmt sie einer anderen Frau den Mann weg, in *Die kleinen Füchse* läßt sie ihren Ehemann an einem Infarkt sterben, ohne ihm die rettenden Medikamente zu geben, in *Das Geheimnis von Malampur* erschießt sie ihren Geliebten, in *Alles über Eva* klammert sie sich an den Ruhm und geht dabei über Leichen – von ihrem Äußeren her war sie auf perverse Frauen abonniert, für Hollywood gleichbedeutend mit unattraktiven

Frauen. Ihre Verhaltensmuster jedoch sind typisch weiblich: Sie verführt, sie manipuliert die Männer, und ihr Hauptziel ist es, den Status einer reichen, verheirateten Frau zu erlangen.

Etwas unabhängiger von den typischen Rollen ist Barbara Stanwyck, aber ihr Gesicht mit den harten Zügen, den kleinen Augen und dem kalten Blick legt auch sie immer wieder auf die Rolle der Bösen fest. Nachdem sie ein paar erfolglose Filme gedreht hatte, ebnete Billy Wilder ihr 1944 mit *Frau ohne Gewissen* den Weg zum Ruhm; sie schlüpfte darin in die Rolle einer Frau, die einen Versicherungsagenten becirct, ihn zu ihrem Geliebten macht und sich mit ihm verbündet, um ihren Mann zu töten. Seit diesem Erfolg war sie die Idealbesetzung für schreckliche Frauen, die am Ende ihre gerechte Strafe bekommen. Sie hat diese Rolle in unzähligen Filmen der Schwarzen Serie wiederholt und war sehr lange erfolgreich.

Hollywood hat die häßlichen Frauen also zugelassen, dafür aber ruchlose Geschöpfe aus ihnen gemacht. Das änderte allerdings nichts daran, daß sowohl Bette Davis als auch Barbara Stanwyck von Generationen von Zuschauern bewundert wurden, die vor allem ihr schauspielerisches Talent schätzten. Ihre Rollen zeigten, daß sie zu ehrgeizig und intelligent waren, um sich mit dem zufriedenzugeben, was die Gesellschaft von ihnen erwartete.

UNABHÄNGIG UND SELBSTSICHER

Die Methoden und Ziele der perfiden Frauengestalten mit den markanten Gesichtern waren, immer noch sehr weiblich. Das gilt nicht für die unabhängigen Frauenfiguren, die ihr Leben selbst in

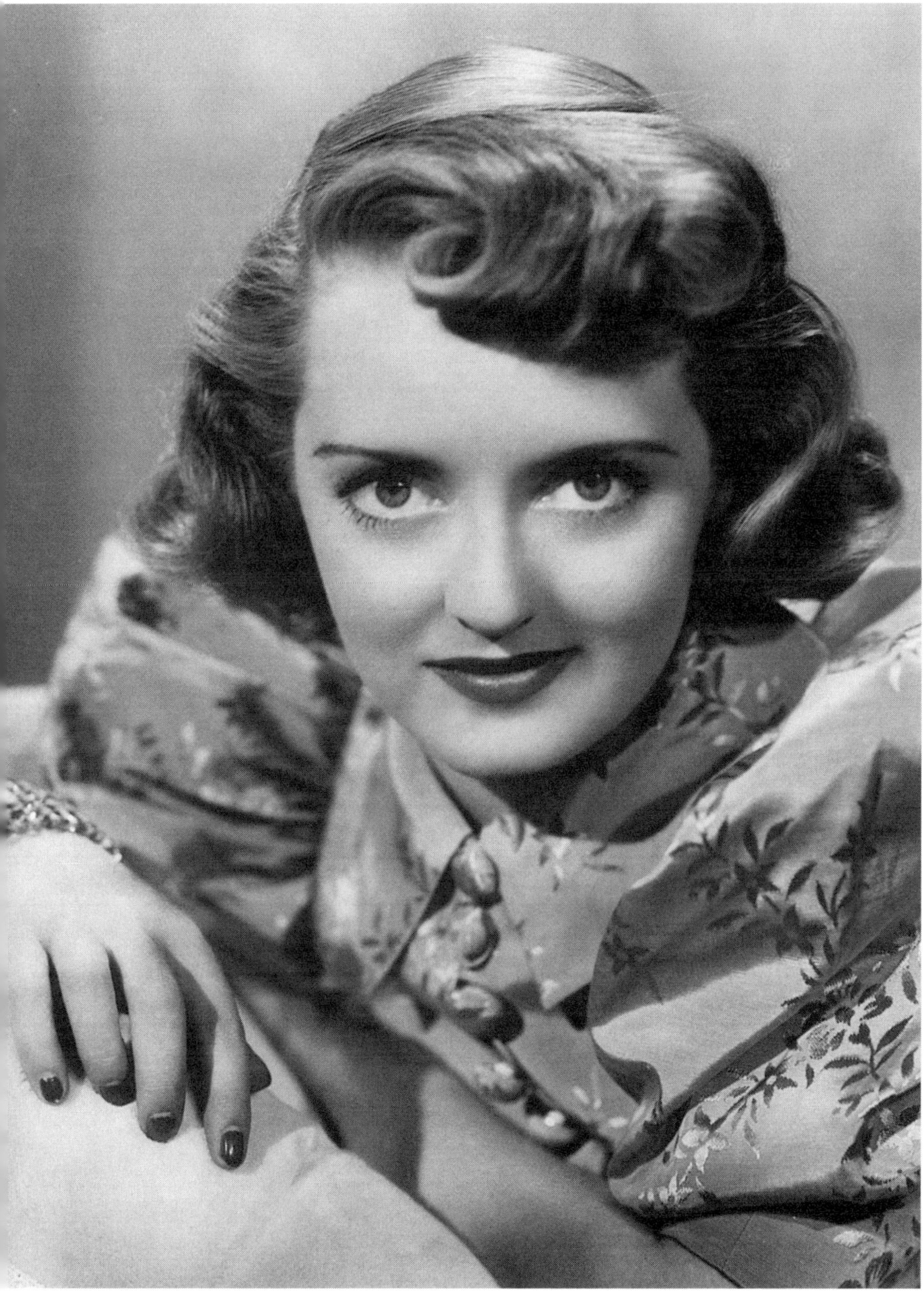

BETTE DAVIS

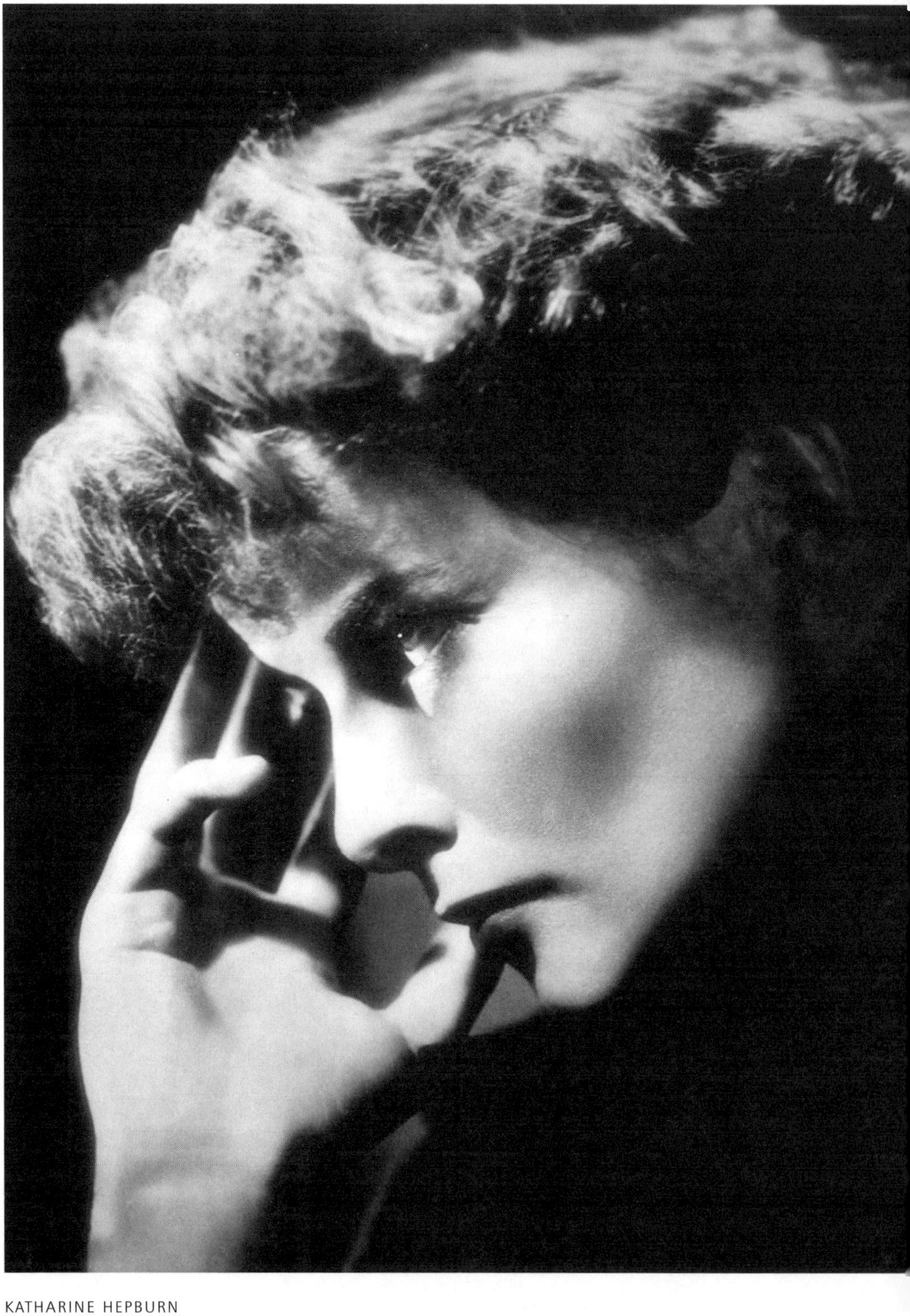

KATHARINE HEPBURN

die Hand nehmen. Sie versuchen nicht, den Mann zu becircen, sondern sie bedienen sich maskuliner Eigenschaften, um ihre Ziele zu erreichen. Intelligenz, Entschlußkraft, Wettbewerbsfähigkeit und Kaltblütigkeit, um nur einige zu nennen.

Katharine Hepburn hat wie niemand sonst diesen Frauentyp verkörpert, vielleicht, weil sie auch im Leben so war. Äußerlich entsprach sie überhaupt nicht dem Schönheitsideal von Hollywood. Zu groß, wenig sinnliche Figur, eckiges Gesicht und kleine Augen. Zu Beginn ihrer Karriere spielte sie verschiedene Rollen, und obwohl bei einigen dieser Filme der berühmte George Cukor Regie führte, blieb der Erfolg aus. Es hieß, sie sei »Gift für die Kasse«, und ein paar Jahre lang nahm niemand sie mehr unter Vertrag. Sie selbst gab unterdessen bei dem Dramatiker Philip Barry eine Komödie in Auftrag, mit der sie am Broadway großen Erfolg hatte. *Philadelphia Story* wurde später von George Cukor verfilmt und war auch als Film erfolgreich. Von da an sank ihr Stern an Hollywoods Himmel nie mehr. Im Gegenteil, zusammen mit Spencer Tracy, der auch nicht gerade dem gewohnten Bild des Galan entsprach, drehte sie sechs Filme, mit denen sie endgültig zur Filmlegende wurde.

Katharine Hepburn ist der typische Fall einer Frau, die sich durch Talent und geschickte Auswahl der Rollen durchsetzen konnte. Sie machte aus der Schwäche eine Stärke: Ihre hagere Gestalt wurde zum Inbegriff von Eleganz, und das eckige Gesicht mit dem großen Mund, an das sich die Zuschauer schon gewöhnt hatten, strahlte Raffinement und aristokratische Würde aus. Das Ende der Komödien wurde oft vom *mainstream* bestimmt, um den feministischen Gehalt abzuschwächen, aber sie verloren deshalb nie den ihnen eigenen *drive*.

Eine andere unabhängige Frau im Kino ist Joan Crawford. Auch sie entsprach nicht einhundertprozentig den Glamour-Anforderungen der Studios. Es mag heutzutage schockierend klingen, aber zu ihrer Zeit galt sie als androgyn. Man kritisierte die breiten Schultern, die buschigen Augenbrauen, den großen Mund und ihre maskuline Art, sich zu kleiden. Die Rollen, die ihr Hollywood passend zu ihrem Erscheinungsbild anbot, waren entweder gefallene Frauen, die im Verlauf der im Film erzählten Geschichte ihre Ehre zurückgewannen, oder Frauen, die ihren Weg bis zum Ende gingen und in der Liebe nicht das einzige Lebensziel erblickten. Folglich wird sie von dem Mann betrogen wie in *Solange ein Herz schlägt* oder zurückgewiesen wie in *Alles für dein Glück* oder verlassen wie in *Flamingo Road.* In ihrem großen Erfolg *Johnny Guitar* ist sie es, die eine Liaison zugunsten ihrer Unabhängigkeit beendet.

Kein Wunder, daß sowohl Katharine Hepburn als auch Joan Crawford im realen Leben sehr entschlossene Frauen mit Durchsetzungsvermögen waren. Beide waren intelligent genug, um zu begreifen, daß sie ihre Karriere jenseits der gängigen Sex-Symbole suchen mußten, und sie haben dafür gekämpft und es bis in die erste Reihe geschafft. Ähnlich verhält es sich heutzutage bei Angelica Huston, obwohl in ihrem Fall die Frage erlaubt sein muß, ob sie, wäre sie nicht die Tochter des berühmten amerikanischen Regisseurs, es bei ihrem Aussehen geschafft hätte, überhaupt zur Sprechprobe vorgelassen zu werden; ihren späteren Erfolg allerdings verdankt sie zweifelsohne ihrem großartigen Talent.

Ein weiterer interessanter Fall ist Sigourney Weaver. Sie steht für den Image-Wechsel der Heldinnen in den achtziger Jahren hin zu den muskulösen Frauen, die Hauptrollen in Action-Filmen übernehmen können. Dieser neue Prototyp wäre im klassischen

Hollywood als Affront empfunden worden, fand aber nach der Reagan-Ära allgemein Anerkennung. Viele der Schauspielerinnen mit den gestählten Körpern verfügen allerdings gleichzeitig auch über die typischen weiblichen Reize. Jamie Lee Curtis mit ihrem sanften Gesicht und der weiblichen Ausstrahlung ist ein gutes Beispiel. Sigourney Weaver spielt in einer anderen Liga. Sie hat eindeutig androgyne Züge: groß, markante Gesichtszüge, starkes Kinn, große Hände und Füße. Sie wurde bekannt durch die Rolle als Leutnant Ripley in *Alien* und den beiden Fortsetzungen. Hier tritt sie in Uniform auf, ohne jedes weibliche Attribut, und im dritten Film der Saga hat sie einen kahlrasierten Schädel. Später hat Sigourney Weaver andere Filme gemacht, in denen sie verführerisch und elegant wirkt, aber immer starke, selbstsichere Frauen darstellt, z. B. Diane Fossey in *Gorillas im Nebel.* Ich bin überzeugt, daß die Konventionen des Kinos, das immer noch sehr »weibliche« Frauen für die Mehrzahl der Filme sucht, dieser hervorragenden Schauspielerin jenseits der speziellen Rollen, die sie spielt, nicht die Entfaltungsmöglichkeiten erlauben, die sie verdient hätte.

ENGELSSTIMMEN

Es gab noch eine andere Möglichkeit, Filmstar zu werden, wenn man nicht den Schönheitskriterien entsprach. Als die Musicals immer beliebter wurden, brauchte man schöne Stimmen, Charaktere, die mitreißen konnten, und diese Schätze waren nicht immer in tollen Körpern und liebreizenden Gesichtern zu finden. Stars wie Judy Garland besaßen nicht unbedingt die körperlichen Merkmale einer Erfolgsschauspielerin.

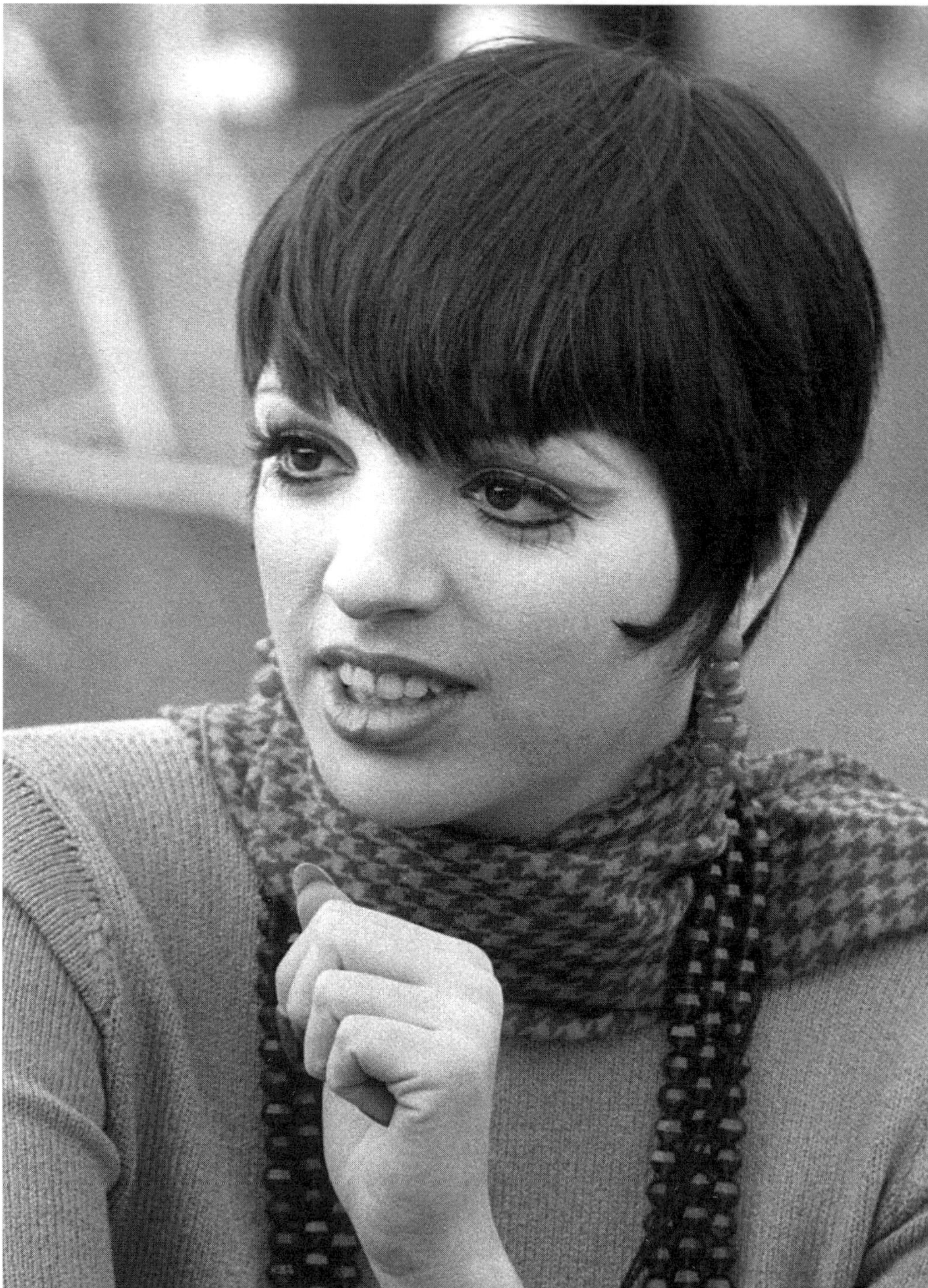

LIZA MINELLI

Judy Garland drehte mit vierzehn die ersten Filme und spielte lange Zeit Kinderrollen, die später von den Drehbuchautoren bewußt auf kindlich getrimmt werden mußten. Während dieser Zeit gab es keine Probleme, ein kleines Mädchen ist immer niedlich, egal wie es aussieht. Außerdem rückte die Handlung ihr Aussehen sowieso in den »Hintergrund«. Sie spielte Mädchen, die nach vielen Schwierigkeiten und obwohl sich alles gegen sie verschworen zu haben schien, schließlich doch ihr Ziel erreichten. Später war es trotz ihres schauspielerischen Talents schwieriger, sie in den von Hollywood vorgegebenen Rollen unterzubringen. Judy Garland litt unter großen psychischen Problemen, die sie zum Drogenkonsum und später in den Selbstmord trieben. Einer ihrer Biographen schreibt, die Tatsache, daß sie ständig von extrem schönen Frauen umgeben war, habe es ihr außerordentlich schwer gemacht, ihre Depressionen und Komplexe zu überwinden.

Liza Minelli, Tochter von Judy Garland und Vincente Minnelli, hat die schöne Stimme und das begnadete Talent für musikalische Auftritte von ihrer Mutter geerbt. Sie ist nicht schön, wirkt anziehend, aber entspricht nicht der ästhetischen Norm. Liza trat früh im Musiktheater auf, wo sie sehr erfolgreich war, und arbeitete parallel dazu für den Film, wo sie nicht so gut ankam, bis *Cabaret* von Bob Fosse, ein Musical, das wie für sie gemacht war, ihr den Oscar bescherte. Liza spielte danach noch in verschiedenen Musical-Filmen die Hauptrollen, die aber nie den erwarteten Erfolg hatten. Man hat ihr nie eine Rolle angeboten, in der sie nicht singen mußte. In den achtziger Jahren hörte sie auf. Der Kritiker Paul McDonald behauptet, Liza habe einen androgynen Typ geschaffen, der von den Studios nicht akzeptiert wurde. So ist sie zu einer Ikone für Transvestiten in aller Welt geworden. Ihr großes Schauspieltalent und ihre unverwechselbare Stimme reichten jedenfalls nicht aus, um ihr nicht der Norm entsprechendes Aussehen durchgehen zu lassen.

Eine andere Sängerin, die das Kino eroberte, ist Barbara Streisand. Man sieht auf Anhieb, daß sie keine klassische Schönheit ist. Leicht schielende Augen, vorstehende Nase, großer, dicklippiger Mund ... sie selbst hat sich immer geweigert, sich operieren zu lassen, wie das die Studios von ihr verlangten. Eine Weigerung, die übrigens weniger mit feministischen Vorstellungen zu tun hat als mit dem Wunsch, ihre jüdische Identität zu bewahren, und ihre wunderbar unverwechselbare Nase hat sie immer als deren Erbe betrachtet. Ihre Karriere begann im Theater. Am Broadway spielte sie die Hauptrolle in *Funny Girl*, so erfolgreich, daß man sie für eine Verfilmung unter Vertrag nahm, für die sie den Oscar bekam. Danach waren all ihre Musikfilme ein Erfolg. Gemeinsam mit anderen Schauspielern gründete sie eine Produktionsgesellschaft, aber sie durfte immer nur in Musicals oder in Komödien spielen, wo ihr Aussehen keinen Anstoß erregte. Vielleicht der einzige Film, in dem sie nicht in eine von diesen Schubladen gesteckt wird, ist *The Way we were* von Sidney Pollack, aber auch dort spielt sie eine wenig attraktive linke Agitatorin, die ihren Geliebten nicht halten kann. Als sie die ihr angebotenen Rollen leid war, drehte sie in eigener Regie *Yentl*, einen Film im jüdischen Milieu, wo sie als Mann verkleidet auftritt und wo weibliche Attraktivität keine besondere Rolle spielt. Auch ihre späteren Projekte als Regisseurin und Schauspielerin in einer Person haben sie nicht aus den eingefahrenen Bahnen herausholen können.

Nicht nur sie, all die genannten Schauspielerinnen hatten enorme Schwierigkeiten, die Barrieren zu überwinden, die sie davon abhielten, etwas anderes als Musical- oder komische Rollen zu spielen. Sie mußten im Rahmen ihrer Möglichkeiten bleiben, die Frage, ob sie auch Rollen in Dramen als Geliebte oder Verführerinnen spielen könnten, hat sich nie gestellt, die blieben jenen Schauspielerinnen vorbehalten, die dem konventionellen Schönheitsideal entsprechen.

TALENT ZUR KOMIK

Auch das komische Talent ist ein Ausweg für nicht schönheitskonforme Frauen im Film. Das scheint auf der Hand zu liegen, aber es wurde in der Vergangenheit nicht immer so gesehen. Lucille Ball, Prototyp der komischen Schauspielerin in Hollywood, war bildschön. Auch Doris Day, die jahrelang elegante Komödien drehte, war von beneidenswerter Schönheit. In jüngerer Zeit haben sich die Vorstellungen verändert, und man sieht Frauen mit komischem Talent in humoristischen Rollen, auch wenn sie keine Schönheiten sind. Wie bei den Männern wird durch das ungewöhnliche Äußere die komische Wirkung auf den Zuschauer noch verstärkt.

Männliche Darsteller komischer Rollen mußten noch nie wie Adonis aussehen, um den Erwartungen gerecht zu werden. Bob Hope war immer häßlich, Groucho Marx mit seinem großen angemalten Schnurrbart und der komischen Brille alles andere als perfekt, Jerry Lewis machte sich selbst zur Lachnummer, Danny de Vito sieht aus wie ein Korken, und Woody Allen ist eher das Gegenteil von einem verführerischen Galan.

Keiner der großen Komiker in der Geschichte des Kinos war eine Frau. Man wird schwer Frauen in komischen Hauptrollen finden, die aus der Häßlichkeit eine Tugend machen. Eine Ausnahmeerscheinung zu ihrer Zeit war vielleicht die Spanierin Mary Santpere, mit ihrer großen Statur, den harten Gesichtszügen, der großen Nase und dem großen Mund, eine Frau, die tatsächlich intelligent genug war, mit ihrem Körper ironisch umzugehen.

Mary Santpere hat nur komische Rollen gespielt, in denen sie den Trumpf der Häßlichkeit ausspielte. Heutzutage haben sich auch einige Amerikanerinnen auf humoristische Filme spezialisiert. Da sind vor allem Bette Middler und Whoopi Goldberg zu nennen. Keine von beiden ist schön, und sie wollen es auch gar nicht sein. Erstere ist nach gängigem Schönheitsstandard zu dick, und ihr Gesicht ist nicht ebenmäßig. Letztere, ein echter Star, hat nichts mit den künstlichen schwarzen Venusgestalten zu tun, die uns das Kino sonst präsentiert. Beide sind in den Olymp der Göttinnen aufgenommen worden, weil sie sich innerhalb der Repertoiregrenzen bewegen, die ihnen ihr Äußeres auferlegt. Beide, vor allem Whoopi Goldberg, haben ihr komisches Talent entwickeln können, ohne äußerlich makellos sein zu müssen. Wir haben gesehen, wie sie herumspringen, Grimassen schneiden, wie sie sich verkleiden und schlagfertige Antworten geben, und ihr Kassenerfolg beweist: Wenn die Leute lachen sollen, braucht man keine schönen Frauen.

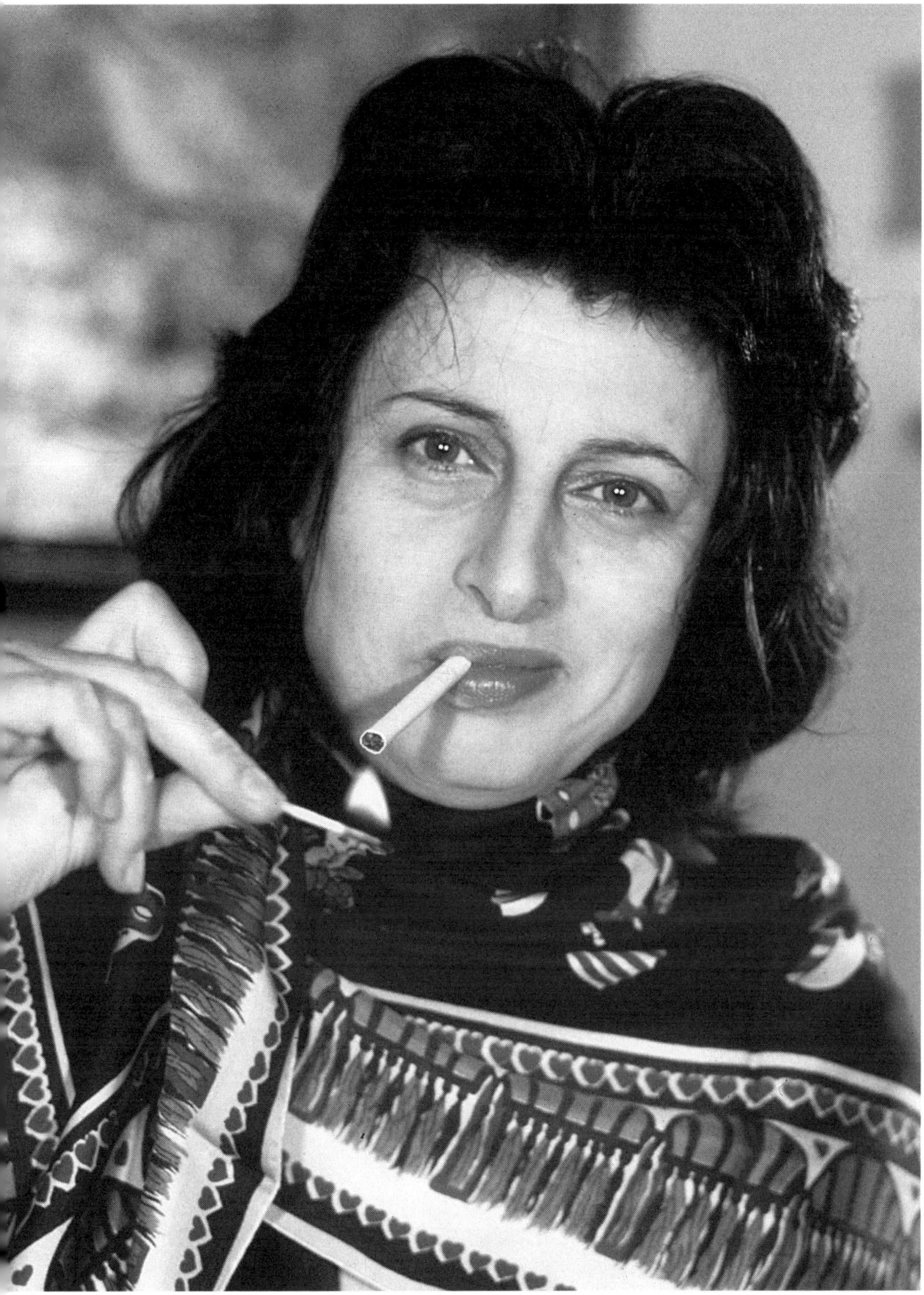

ANA MAGNANI

IST EUROPA ANDERS?

Man sollte meinen, das europäische Kino, in dem es kein so rigides *star system* gibt wie im amerikanischen, hätte den häßlichen Frauen mehr Chancen gegeben. Im Alten Kontinent sollte das schauspielerische Talent mehr wert sein als alles andere, aber wenn man genau hinschaut, ist es nicht leicht, erfolgreiche Schauspielerinnen zu finden, die nicht dem auch in Hollywood gültigen Schönheitskanon entsprechen. Es gibt sie natürlich, aber sie bilden nicht das Gros der Schauspielerinnen.

Einige große Schauspielerinnen haben wegen ihres Aussehens immer nur Nebenrollen bekommen. Das ist der Fall bei der spanischen Schauspielerin Lola Gaos, deren großartiges Talent erst am Ende ihrer Karriere zum Durchbruch kam. Oder nehmen wir die wundervolle Giulietta Masina, die vielleicht nicht in so vielen Filmen als Hauptdarstellerin mitgewirkt hätte, wenn sie nicht die Ehefrau des genialen Federico Fellini gewesen wäre.

Aber es gibt auch große europäische Stars, deren Erfolg unbestreitbar ist. Die berühmteste war Ana Magnani (1908–1973), die keine typische Schönheit war, aber großen Anklang fand. Ihr Temperament war für ihre ungeheuer dramatischen Rollen wie geschaffen, bei denen liebliche Gesichter nicht gefragt waren.

Anders liegt der Fall bei Glenda Jackson, denn ihr ungewöhnliches Aussehen ließ sie für Rollen prädestiniert erscheinen, in denen es um Klasse, um Eleganz und weniger um Leidenschaft geht. Distinguiert, intelligent, fernab vom Starrummel, war sie mehr an der Qualität ihrer Arbeit interessiert als am Ruhm. Wie Bette Davis spielte auch sie Elisabeth I. von England und ließ sich dafür in der Maske entstellen.

JEANNE MOREAU

Auch Jeanne Moreau kann man nicht als klassische Schönheit bezeichnen. Ihr Gesicht hatte einen seltsamen Ausdruck. Aber sie war ungeheuer sinnlich, allein wenn sie auftauchte, knisterte es. Dieser Sex-Appeal und ihr ungeheures schauspielerisches Talent führten dazu, daß sie mit den berühmtesten Regisseuren gedreht hat: von Truffaut über Louis Malle, Antonioni, Losey, Orson Welles, Buñuel bis hin zu Wim Wenders und anderen.

Aber auch in Europa überwiegt die Anzahl der schönen Schauspielerinnen. In einem kürzlich erschienenen Interview mit einer spanischen Zeitung sprach Monica Vitti im Rückblick auf ihre Karriere von den Schwierigkeiten, die sie am Anfang hatte, weil sie zu groß war und eine zu große Nase hatte, die sie nicht korrigieren lassen wollte. Und sie stellte sich ganz unverblümt die Frage, ob sie überhaupt zum Film gekommen wäre, wenn sie nicht von ihrem Mann Michelangelo Antonioni als Hauptdarstellerin ausgewählt worden wäre.

MUSIKALISCHE
UND ANDERE BÜHNEN

WALKÜREN UND KAMELIENDAMEN

Als gute Sängerin konnte man stets auch in den Olymp der Superstars aufsteigen, wenn man keine Schönheit war. Gott oder die Natur haben offenbar, um Gerechtigkeit zu demonstrieren, beschlossen, daß musikalisches Talent und physische Schönheit nicht zusammenfallen müssen. Wenn etwas dazu bestimmt ist, gehört zu werden, kommt es auf den Anblick nicht so an. In der Musik war das Aussehen der Frauen in vielen Fällen zweitrangig.

Die Oper erlaubt Sängern, dick zu sein, das gilt auch für die Frauen. Tenören hilft ein fülliger Resonanzkörper ebenso wie Sopranistinnen. Über das Klischeebild der molligen als Walküre oder Pharaonin verkleideten Sängerin sind unzählige Witze gemacht worden. So zerbrechlich die dargestellte Person auch sein mag, es wird gemeinhin akzeptiert, daß die Rolle ohne weiteres von einer beleibten Sängerin mit großer Stimme übernommen werden kann. Nehmen wir die unter Tuberkulose leidende, dahinsiechende Kameliendame Violetta in *La Traviata*, die manchmal von einer Primadonna mit stämmiger Figur und rundem, überhaupt nicht krank aussehendem Gesicht gespielt wird. Aber das stört niemanden, der Operngesang hatte schon immer seine eigenen Gesetze, dort zählt nicht die Aufmachung, sondern in erster Linie die Stimme.

Weil in der Welt der Oper körperliche Unvollkommenheiten nicht so wichtig sind, konnten es viele große Sängerinnen zu Weltruhm bringen. Ein Beispiel ist Montserrat Caballé, der man immer große Anerkennung gezollt hat und die überall auf der Welt so angenommen wurde, wie sie war. Gelegentlich erzählte sie Journalisten, sie esse gerne und sie habe deswegen keinerlei

Gewissensbisse, niemand würde sie wegen ihres Aussehens ablehnen.

Es gibt viele Diven Größe XL, die es zu den Gipfeln des Ruhmes in der Opernwelt geschafft haben: Renata Tebaldi, Gundula Janowitz, Lucia Popp, Jessye Norman oder Marilyn Horne. Aber hier stoßen wir auch auf den Sonderfall der Maria Callas. Die legendäre Griechin, die nie schön war, folgte dem Rat ihres Geliebten Aristoteles Onassis und nahm in zwei Jahren vierzig Kilo ab; dadurch bekam sie eine besondere Ausstrahlung, die ihr angeblich den Weg zum Erfolg ebnen sollte. Eigentlich wäre das überhaupt nicht notwendig gewesen, aber Onassis wollte, daß die Sängerin eine bestimmte Rolle in der High Society spielte, und das war nach der körperlichen Veränderung wesentlich leichter. Eine beleibte, weniger mondäne Frau hätte nicht so viele Gelegenheiten gehabt, auf Festen und Kreuzfahrten zu brillieren. Vielleicht hätte sie musikalisch ebensogroßes Ansehen genossen, aber sie wäre nicht zu dem Mythos geworden, der sie heute noch ist.

Heute hat sich das Bild der Opernsängerinnen gewandelt. Die neuen Diven sind schlank und schön. Ich denke an María Bayo, Ainho Arteta, Kiri Te Kanawa, Barbara Hendrix, Renée Fleming oder Anna Netrebko. Sie zeigen sich nicht nur strahlend schön und perfekt aufgemacht in der Öffentlichkeit, sondern einige stellen sogar ihr Bild und ihren Namen für kommerzielle Werbung zur Verfügung.

Alles deutet darauf hin, daß die neuen Schlankheits- und Schönheitsdiktate sogar die Festung Oper geschleift haben, wo ein schlanker Körper jahrhundertelang nie ein großes Thema war. Im Fall der Sopranistin Anna Netrebko ist sogar das überragende musikalische Talent einer Sängerin in Gefahr, durch ihre

Schönheit beschädigt zu werden, denn selten ist von der Musikindustrie in den letzten Jahren eine Sängerin schon am Anfang ihrer Karriere so als Pin-up-Girl der Opernszene vermarktet worden wie diese großartige Sängerin. Wieder anders liegt der Fall der Mezzosopranistin Cecilia Bartoli. Ihr bildschönes Gesicht, meist durch einen Weichfilter fotografiert, ist ebenfalls gründlich vermarktet worden und blickt uns heute von unzähligen CD-Covern entgegen. Sieht man die Sängerin einmal aus der Nähe, zum Beispiel im Konzertsaal oder im Fernsehen, so läßt sich erkennen, daß zu diesem Gesicht ein stämmiger, zu temperamentvoller Bewegung fähiger Körper gehört, den man eher mit einer Sängerin in Verbindung bringt als mit einer ätherischen Diva.

IN DER DUNKLEN HÖHLE

Eine anderer Bereich der Musik, der das Publikum das Aussehen der Sängerinnen vergessen läßt, ist der Jazz. Das ist kein Wunder, denn der Jazz lebt in einer offenen, entsakralisierten Welt, in der Konventionen nie gedeihen konnten. Die Konzentration und die Leidenschaft, mit der die Musiker bei der Sache sind, wenn sie spielen, versetzt sie in eine Art Trance, die sich auch auf das Publikum überträgt. Wer würde aus dieser Kommunion ausbrechen und sich darauf konzentrieren wollen, wie die Sängerin aussieht?

Viele große Jazz-Stimmen gehörten Frauen, die weder schlank noch schön waren, und wenn sie es am Anfang ihrer Karriere waren, dann nahmen sie keinerlei Opfer auf sich, um nicht dick zu werden oder begehrenswert zu bleiben. Denken wir an Sarah

Vaughan, Aretha Franklin, Ella Fitzgerald, Bessie Smith, Helen Humes, Carmen McRae, Mildred Bailey und so viele andere ... Das Halbdunkel der Jazz-Höhlen, in dem diese Musik gedeihen konnte, steht symbolisch dafür, daß diese Musik keinen Glamour braucht. Jazz ist eine Frage der Seele, da ist mehr Authentizität gefragt als reines Handwerk oder eine stattliche Erscheinung.

Jazzsängerinnen kleiden sich unabhängig von Alter oder Aussehen immer bunt und fröhlich, mit soviel verführerischen Accessoires, Schmuck oder Pailletten, wie sie tragen wollen. Sie wirken, als wollten sie sich selbst gefallen, genauso wie sie in einer eigenartigen Intimität zu singen scheinen, in die sie uns mit hineinnehmen. Ich bezweifele, daß ein schönes Äußeres uns mehr geben könnte als ihre Stimmen.

HEILIGE ORTE

Inmitten der öden Wüste verordneter Schönheit gab es noch andere Oasen, die allein von der melodiösen Stimme gewässert wurden. Der Flamenco, das Volkslied oder die Folklore haben tolle Frauen auf der Bühne glänzen lassen, aber nicht wegen ihrer äußeren Reize. Celia Cruz, Chavela Vargas, La Niña de la Puebla, La Niña de los Peines, Lola Flores, Amália Rodrigues, Edith Piaf – sie alle waren wunderbare Sängerinnen in ihrem Genre. Alle sind sie sehr verschieden, aber eines haben sie gemein: ihre Authentizität. Kann man daraus den Schluß ziehen, je authentischer die Musik, desto unwichtiger das Gesicht? Wenn eine Frau durch ihre Stimme besticht, so ist ihre Schönheit jedenfalls ein eher unwesentlicher Zusatz.

Das läßt sich auch auf die Pop-Musik übertragen. Je höher die Qualität, desto weniger spielt das Äußerliche eine Rolle. Janis Joplin war keine Schönheit und gezeichnet vom Alkohol und den Drogen, die sie so früh das Leben kosteten, Mama Cass war sehr dick, Patti Smith ist zu kantig – kein Vergleich mit den sorgfältig einstudierten Posen kommerzieller Sängerinnen mit wenig künstlerischer Persönlichkeit. In jüngster Zeit präsentieren sie sich extrem sexy, um Erfolg zu haben, der jedoch meist nicht von langer Dauer ist.

Bei den Konzertmusikerinnen war das äußere Erscheinungsbild noch weniger ausschlaggebend als bei den Sängerinnen. Natürlich setzt eine schöne Frau am Klavier oder an der Geige dem Konzert ein Glanzlicht auf, aber die hart erarbeitete virtuose Beherrschung des Instruments läßt die Frage nach der Optik in den Hintergrund treten. Die Zahl der Konzertmusikerinnen ist weitaus geringer als die der Sängerinnen. An der Oper gab es immer Rollen für Frauen, während die Solistinnen in der Instrumentalmusik den Männern das Zepter erst entreißen mußten. Auch noch von ihnen zu fordern, daß sie verführerisch sein sollten, scheint zuviel verlangt. Vielleicht ändert sich das, je mehr Frauen auf der Erfolgsliste stehen.

VERSTECKT HINTER BUCHSTABEN

Die Literatur ist eine der Disziplinen, die Frauen mit offenen Armen aufgenommen haben, ganz gleich, ob sie schön oder häßlich waren. Als das Schreiben noch eine Männerdomäne war, haben ziemlich viele Frauen ihr Geschlecht hinter einem Männernamen versteckt. Fernán Caballero, George Eliot, George Sand (s. Seite 121) ... Sie alle dachten, mit den Pseudonymen könnten sie sich von den zahlreichen Vorurteilen über Frauen befreien. Und es gelang ihnen. Wenn man einen Roman oder ein Gedicht liest, entsteht eine direkte Beziehung zwischen Leser und Text, auf die das äußere Erscheinungsbild des Autors keinen Einfluß hat.

So konnten die Schriftstellerinnen sich unabhängig von ihrem Aussehen ihrer Beschäftigung widmen. Wie im richtigen Leben gibt es auch unter ihnen sehr schöne und wenig ansprechende Frauen. Doña Emilia Pardo Bazán war sehr dick und machte keinen Hehl aus ihren groben Gesichtszügen. Gertrude Stein unterstrich ihr maskulines Erscheinungsbild noch. Isak Dinesen (Karen Blixen) legte großen Wert auf geschmackvolle Kleider, war aber häßlich. Die Bilder von George Eliot zeigen sie mit großer Nase und wenig harmonischen Zügen. Ihre Geschichte ist ein Sonderfall, denn wir wissen, daß sie unter ihrer Häßlichkeit litt. Sie verliebte sich in den Philosophen Herbert Spencer, der verschiedene Traktate über die Schönheit verfaßt hatte. Spencer blieb ein guter Freund, aber er weigerte sich, sie zu heiraten, weil sie nicht hübsch war. Mit über dreißig Jahren verliebte sich Eliot in den Kritiker G. H. Lewes und lebte glücklich mit ihm zusammen, bis er starb. Danach heiratete sie einen zwanzig Jahre jüngeren Mann. Der Schriftsteller Henry James schrieb: »Sie ist von vortrefflicher Häßlichkeit, auf reizende Weise abstoßend ... aber in

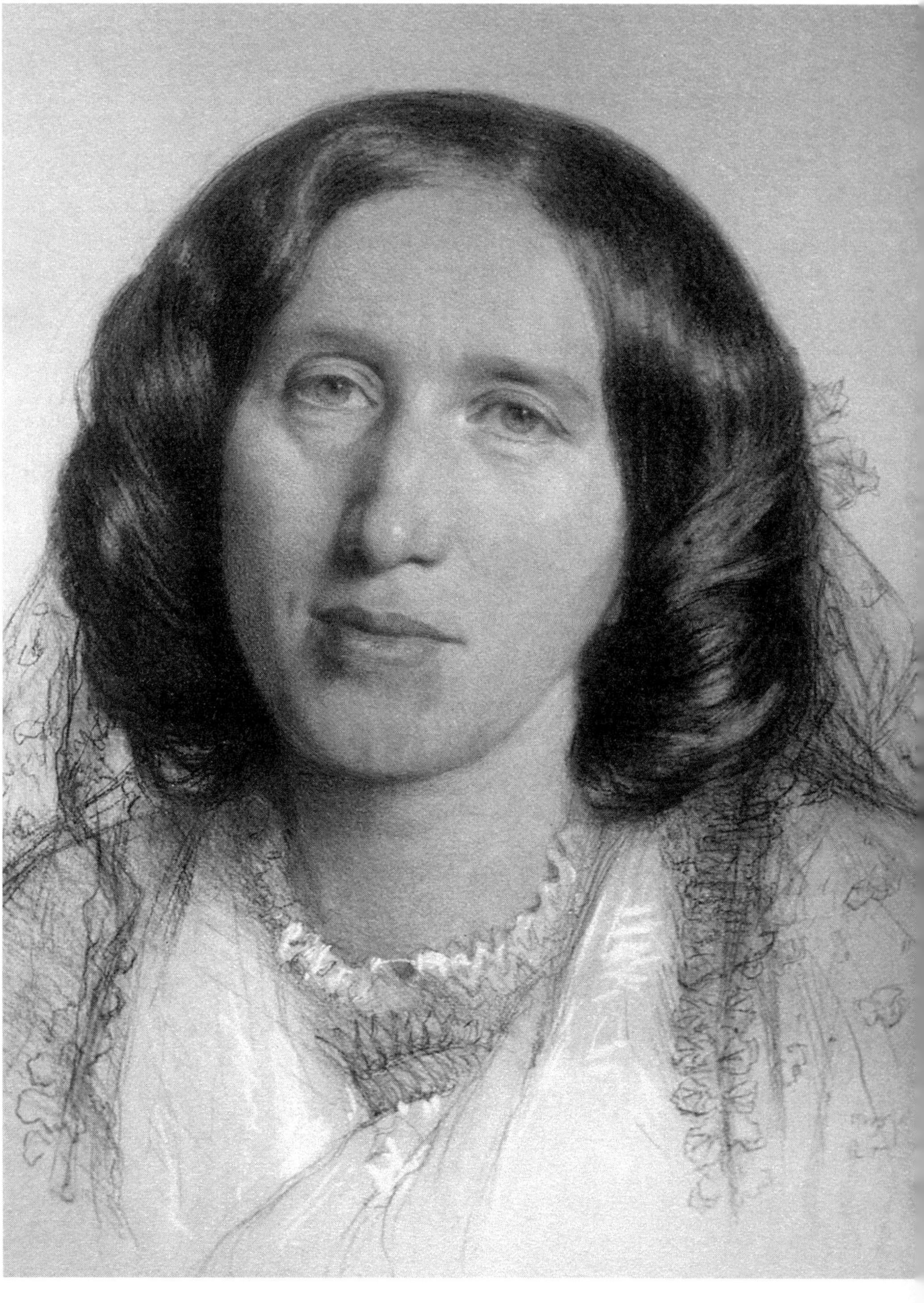

GEORGE ELIOT

all dieser Häßlichkeit liegt eine übermächtige Schönheit, die sich nach wenigen Minuten deines Geistes bemächtigt und ihn verzaubert, so daß es dir ergeht wie mir, du verliebst dich in sie.«

Aber fahren wir mit unseren Beispielen fort: Patricia Highsmith hatte zu dicke Lippen, und sie präsentierte sich den Fotografen nie in irgendwie koketter Aufmachung. Natalia Ginzburg sah aus wie eine derbe Bäuerin. Carson McCullers war so kühn, sich in Großaufnahme porträtieren zu lassen, als ihr Gesicht, ohnehin nie besonders aufregend, schon von der Krankheit gezeichnet war. Die Schwedin Selma Lagerlöf war eine regelrechte Matrone ... es ließen sich noch unzählige Beispiele von Schriftstellerinnen bringen, die es bei einem Schönheitswettbewerb nicht einmal in die Vorrunde geschafft hätten.

Wurden die talentierten häßlichen Frauen in die Literatur gedrängt, weil in dieser Kunst das Äußere unwichtig war? Das ist ein Umkehrschluß, den ich für übertrieben halte. Schließlich gab es ja auch schöne Schriftstellerinnen: Katherine Mansfield, María Teresa León, Madame de Staël, Anaïs Nin, Carolina Coronado, Charlotte Brontë und viele andere mehr.

Einem Buch sieht man nicht an, ob die Autorin schön oder häßlich ist. Man kann nur sagen, die Tatsache, daß eine Frau häßlich war, hat sie nicht daran gehindert, Schriftstellerin zu werden. Außerdem ist die Schriftstellerei ein langer, steiniger Weg, und meist erntet man erst im Alter die Früchte des Erfolgs, ein Grund mehr, sich nicht mit Äußerlichkeiten aufzuhalten. Wir kennen die Bilder vieler Schriftstellerinnen in reiferem Alter, oder gar im Greisenalter. Was hat es da für einen Sinn, von der vergänglichen körperlichen Schönheit zu sprechen?

Was wir bisher gesagt haben, gilt für einen großen Teil der Literaturgeschichte. Aber auch hier tut sich in der Gegenwart einiges. Als ich mich bei den Verlagen umhörte, informierte man mich über eine neue, beunruhigende Entwicklung. Die Schriftstellerinnen der jungen Generation haben mehr Chancen auf dem Markt, wenn sie jung und hübsch sind. Die Ära des Bildes ist auch in diesen Bereich eingedrungen: Heute mögen Text und Autor noch zwei getrennte Dinge sein, aber wenn die Werbekampagne für ein Buch läuft, dann ist das Bild des Autors in allen Medien zu sehen. Er wird im Fernsehen interviewt, und unvermeidlich hat die Art und Weise, wie er sich dem Publikum präsentiert, Einfluß darauf, wie das Werk aufgenommen wird. Die Argumentation der Verlage ist einfach, wenn das Werk in Ordnung ist und der Autor tadellos aussieht, lassen sich die Bücher leichter verkaufen.

Offensichtlich sind nicht nur Frauen von diesem Phänomen betroffen, sondern auch die Männer. Natürlich würde kein Verleger je zugeben, er habe ein Buch nur wegen der Schönheit des Verfassers publiziert, aber alle geben zu, daß physische Attraktivität ein eindeutig positives Argument bei der Beurteilung eines Schriftstellers ist, egal, ob Mann oder Frau.

Einige Agenten bitten die jungen Autoren, bereits ihren Manuskripten Fotografien beizulegen, und begutachten erst einmal das Erscheinungsbild, bevor sie die Repräsentation übernehmen. So wird es heutzutage ganz jungen Autoren leichtgemacht, zu veröffentlichen, denn ihre Jugend ist ein unschlagbarer Vorteil. Die Jugend ist schließlich ein Konsumsektor von überragender Bedeutung, und Werke von Gleichaltrigen sind gut an den Mann bzw. die Frau zu bringen. Es ließe sich einwerfen, wahre Literatur habe mit diesen kommerziellen Strategien nichts zu tun, aber man darf diese Werbefaktoren nicht verharmlosen, denn sie entsprechen breiteren gesellschaftlichen

Bewegungen, die auf lange Sicht sehr wohl einen Einfluß darauf haben, wer als guter Schriftsteller angesehen wird und wer nicht.

DICKE BRILLENGLÄSER

Kommen wir nun zu einem Bereich, in dem es nie von Bedeutung war und niemals sein wird, ob man gut aussieht oder nicht. Zumindest nicht, solange uns noch ein Rest gesunder Menschenverstand bleibt. Während die Kunst in all ihren Ausdrucksformen eine Art Luxusgut ist, das heißt für die menschliche Existenz nicht zwingend notwendig (auch wenn man darüber streiten mag), läßt sich dasselbe von der Wissenschaft nicht behaupten. Medizin, Physik, Chemie et cetera sind Teil eines Substrats, das die Welt erklärt, Fortschritt ermöglicht und manchmal das Überleben des Menschen sicherstellt. Alle diese Disziplinen sind objektiv, sie erlauben nicht so viele Bewertungen, Ableitungen und Unterwerfung unter Geschmacksurteile wie die Künste.

Es ist völlig unerheblich, ob eine Wissenschaftlerin schön ist oder nicht. Nur wenn wir davon ausgehen, daß die weniger mit körperlichen Reizen ausgestatteten sich auf die Tätigkeitsfelder gestürzt haben, in denen das Aussehen keinerlei Bedeutung hatte, ließe sich behaupten, es gebe mehr häßliche als hübsche Wissenschaftlerinnen. Es ist nicht leicht, das durch Beispiele zu untermauern, denn es gibt in diesen Tätigkeitsfeldern nicht den gleichen Persönlichkeitskult wie in den Künsten. Nur selten erscheinen Fotos oder Interviews von Wissenschaftlerinnen in den Massenmedien.

Und doch stehen Wissenschaftlerinnen immer noch in dem Ruf, häßlich zu sein. Das Klischeebild zeigt sie mit dicken Brillengläsern, wirrem Haar, kräftiger Figur und ohne jeden Charme. Vielleicht geht der Ursprung dieses Bildes auch hier auf das Bemühen der ersten Wissenschaftlerinnen zurück, in einer Männerdomäne ernst genommen zu werden. Möglicherweise haben sie selbst sich so demonstrativ nüchtern, fern jener Vorstellung von typisch weiblicher Schönheit gezeigt, die gern mit Schwäche assoziiert wird.

Aber Madame Curie, von der zahllose Fotos erhalten sind, war sehr schön, und sie kleidete und frisierte sich sehr feminin. Bei ihrer Tochter Irène Joliot-Curie, ebenfalls Physikerin und Nobelpreisträgerin zusammen mit ihrem Mann, war das anders, obwohl sie weit weniger bekannt war als ihre Mutter. Irène gab sich androgyn, nachlässig, als wäre ihr die Meinung der anderen vollkommen schnuppe.

Sieht man sich die Fotos von Wissenschaftlerinnen an (die alle im Alter berühmt wurden), scheint sich die These mit den häßlichen Frauen nicht zu bestätigen. Weder die Nobelpreisträgerinnen für Medizin, Radnitz Cori oder Barbara McClintock, noch die Anthropologin Margaret Mead, die sich in ihren letzten Jahren gehenließ und extrem dick wurde, waren häßlich. Und die berühmte Schimpansenforscherin Jane Goodall ist eine sehr schöne Frau.

Keine von ihnen wäre je der Versuchung erlegen, sich zu stylen, als würden sie zu einer Party gehen. Warum sollten sie auf dem Parkett glänzen wollen? Auch die neue Generation unter den Wissenschaftlerinnen scheint diesbezüglich nicht so unter Druck stehen, dem Publikum gefallen zu müssen, wie in anderen Bereichen. Schönheit ist bei allem gefragt, was sich potentiell verkaufen läßt, und je hübscher die Verpackung, desto besser. Wissenschaft dagegen ist eher eine Investition als eine Ware.

BIG BUSINESS

Früher legten die Geistlichkeit und die Geheimgesellschaften größten Wert darauf, im dunkeln zu bleiben. Heute findet man dieses Bedürfnis nach absoluter Diskretion in Unternehmen, Banken und überall dort, wo es ums Geschäft geht. Frauen bilden da keine Ausnahme. Es wird nicht gern gesehen, wenn sie in den Medien auftreten, Erklärungen abgeben oder ihre Meinung äußern. Die Maxime heißt, möglichst unbemerkt bleiben, so wenig wie möglich in den Klatschspalten der Zeitungen auftauchen und auch durch das Erscheinungsbild kein Aufsehen erregen: nüchterne Kleidung, natürliches Make-up, dezente Frisur.

Je weiter oben in der Skala des Geldes man steht, um so unsichtbarer muß man sein. Vor ein paar Jahren gab die Tochter des Bankiers Botín, die einen leitenden Posten in der Bank ihrer Familie bekleidete, ein langes Interview mit Fotos in der Sonntagsausgabe von *El País*. Es ging darin um nichts Besonderes, schon gar nicht um kompromittierende Enthüllungen. Aber einen Tag nach Erscheinen mußte sie zurücktreten. Es ging das Gerücht (man kann sich bei solchen Dingen nie sicher sein), ihre Sünde habe einzig und allein darin bestanden, als Person an die Öffentlichkeit zu gehen.

Geht man von diesen Prämissen aus, könnte man meinen, es spiele keine Rolle, ob Unternehmerinnen schön oder häßlich sind.

Aber ganz so einfach ist es nicht. In der Welt der Unternehmen müssen Frauen ein heikles Gleichgewicht wahren. Grundbedingung ist unauffälliges Auftreten. Bei Kleidung und Aufmachung ist ein leicht maskuliner Touch gefragt, der sich mit dem weiblichen Gesamteindruck verbindet. Maßgeschneiderte Kombinationen werden bevorzugt getragen, aber nicht mit Hose, sondern mit Rock. Dunkle Schuhe mit leichtem Absatz. Eine dezente Bluse mit einem neckischen Detail. Wenig Schmuck und Parfum. Eine Geschäftsfrau muß nicht schön sein, das Entscheidende ist ihre Fachkompetenz. Dennoch muß sie zeigen, daß ihr ihr Äußeres wichtig ist und daß sie jene für Frauen geltende uralte Regel erfüllt: sich zurechtzumachen, um kein Mißfallen zu erregen.

REKORDE UND POLITIK

Die Beteiligung von Frauen an sportlichen Wettkämpfen war anfangs ein spektakuläres Ereignis, das nach und nach zur Gewohnheit wurde. Die Pionierinnen waren wie üblich Zielscheiben des Spotts. Man empfand Sportlerinnen als total unweiblich und damit als häßlich. Eine Frau im sportlichen Wettkampf besaß keine weiblichen Eigenschaften wie Feinheit, Zerbrechlichkeit, die man bei einer Frau erwartete. Die ersten Sportlerinnen waren nicht sonderlich gut angesehen, und die sittsame Kleidung, die sie tragen mußten, behinderte sie in ihrer Bewegungsfreiheit und ließ sie wenig grazil aussehen. Aber die unaufhaltsame Dynamik der Gesellschaft und das gewaltig gestiegene Sozialprestige des Sports sorgten dafür, daß die Frauen immer perfekter in die

Maschinerien des Leistungssports eingebunden wurden. Seit den sechziger Jahren, in den Vereinigten Staaten schon ein Jahrzehnt früher, waren Frauen in fast allen Sportarten präsent.

Als die Welt mitten im Kalten Krieg lebte, wurden die publikumswirksamsten Schlachten nicht in der Politik oder beim Wettrennen um die Erforschung des Weltraums, sondern im Sport ausgefochten. Mit Goldmedaillen bei den Olympischen Spielen oder Weltrekorden bei internationalen Wettkämpfen, so glaubten die Funktionäre, konnte die Überlegenheit des gesellschaftlichen und des politischen Systems bewiesen werden.

Dieser Kampf war besonders deutlich zwischen Ost- und Westdeutschland. Hier gab es keinerlei Unterschiede in bezug auf Rasse, Körperbau oder -größe. Alle Deutschen waren physisch identisch, und wenn eine der beiden Nationen mehr Medaillen gewann, dann war das natürlich nur auf ihre hervorragende politische Struktur zurückzuführen. So wurde das Sammeln von Medaillen zu einer politischen Waffe erster Ordnung.

Die DDR war zur jener Zeit ein reines Laboratorium für Sportmedizin, vor allem was Doping anging. Den Sportlern wurden große Mengen an Anabolika und anderen Mitteln verabreicht, um ihre körperliche Kraft zu stärken. Diese übertriebenen, aggressiven Hormonbehandlungen hatten bei den Frauen schreckliche Auswirkungen. Die Turnerinnen und Athletinnen erzielten erstaunliche Ergebnisse, aber in vielen Fällen veränderte sich ihr Körper so, daß sie fast wie Männer aussahen. Die Meinung der Leute über die Sportlerinnen fiel entsprechend aus: furchtbar häßlich. Sportlerinnen durften sich anscheinend nicht um ihr Äußeres kümmern, wenn sie um den Sieg wetteiferten; wichtig war allein der Sieg, damit Regierung und politisches System blendend dastanden.

In einigen Fällen traten die Schäden der Hormontherapie besonders deutlich zutage. Die Kugelstoßerin Heidi Krieger gewann 1986 olympisches Gold in ihrer Disziplin und war Weltrekordhalterin. 1994 reichte sie eine Klage gegen ihre Sportärzte und Trainer unter dem Namen Andreas Krieger ein. Die Veränderung ihres Körpers war so weit fortgeschritten, daß ihr nur noch die Geschlechtsumwandlung blieb.

Der Kapitalismus gewann den Kalten Krieg. Seine Methoden breiteten sich fortan in fast allen Ländern des Globus im selben Rhythmus aus wie die multinationalen Konzerne. Zwei multinationale Konzerne beherrschen inzwischen die Welt der Sportbekleidung und -artikel: Adidas und Nike. Diese Megaunternehmen sponsern die Teilnehmer zahlreicher Wettkämpfe zu Werbezwecken. Und wir wissen ja, wie das läuft: Wenn du verkaufen willst, mußt du gut aussehen, und die Athletinnen wissen genau, was diejenigen von ihnen erwarten, die ihnen Millionen zahlen, und bemühen sich mit allen Mitteln zu zeigen, daß sie nicht häßlich sind.

Noch nie ist dem Aussehen im Frauensport so viel Bedeutung beigemessen worden wie heute. Der ewige Glaube, Sportlerinnen seien männlich und häßlich, ist dabei, sich aufzulösen. Die Hübschen zeigen ihre Reize, und die weniger Hübschen versuchen ihre Makel zu vertuschen, indem sie Make-up und attraktive Kleidung benutzen.

Die spanische Frauenbaseball-Mannschaft hat protestiert, weil die Sponsoren sie drängten, bei den Spielen besonders kurze Höschen zu tragen, in denen sie sexy aussehen. Andere Sportlerinnen haben sich solchen Ansinnen verweigert, aber sie sind eher die Ausnahme. Die Mehrzahl der Athletinnen präsentiert heutzutage einen makellosen oder sogar außergewöhnlichen

Körper, manchmal auf sehr originelle Weise. So erscheinen die schwarzen Tennisspielerinnen Serena und Venus Williams zu den Spielen immer geschminkt und in aufsehenerregenden Trikots; sie wollen über ihre sportlichen Fähigkeiten hinaus beim Publikum ankommen. Schönheit hilft, aber sie kann keine Wunder bewirken. Die junge russische Tennisspielerin Anna Kurnikova ist zwar zu einem Sex-Symbol geworden, aber sie hat noch kein großes Turnier gewonnen.

Selbst in extrem harten Sportarten wie dem Radsport sollen sich die Teilnehmer den Massenmedien möglichst vorteilhaft präsentieren. So unterzieht sich die spanische Radfahrerin Joane Somarriba einer Kosmetikbehandlung, wenn sie eine Etappe gewonnen hat. Sie läßt sich erst fotografieren und filmen, wenn die Spuren der Anstrengung aus ihrem Gesicht verschwunden sind, die vor ein paar Jahren der Beweis für ihre herausragende Leistung gewesen wären.

Oksana Baiul gewann die Goldmedaille im Eiskunstlauf, aber die Verleihung der Medaillen verzögerte sich, weil sie sich erst schminken und herrichten wollte. Sie mochte nicht ohne Make-up auf dem Treppchen neben der bildhübschen Nancy Kerrigan stehen.

Wenn man sich ein Bild machen will, wie wichtig im Frauensport der Kampf gegen physische Makel ist, genügt ein Blick auf die chinesischen Athletinnen, die normalerweise solchen Themen wenig Aufmerksamkeit schenken, aber inzwischen bei internationalen Wettkämpfen peinlich auf ihr Äußeres achten.

TUTTIFRUTTI

Es gibt ein paar berühmte Frauen, bei denen sich alle einig zu sein scheinen: Diese Frauen sind nicht schön, sie sind häßlich. Sie kommen aus den unterschiedlichsten Bereichen, und so habe ich ihnen ein eigenes Kapitel gewidmet.

LADY OTTOLINE MORRELL

Diese absolut exzentrische britische Lady lebte von 1873 bis 1937. Sie war eine reiche Aristokratin, Mäzenin, die Freundin und Geliebte von Künstlern, Intellektuellen und Schriftstellern. Ohne Ottoline Morrell wäre D.H.Lawrence nicht der berühmte Autor geworden, mit Bertrand Russell hatte sie eine Liebesaffäre, und viele aus der später berühmten Bloomsbury-Gruppe hätten den Ersten Weltkrieg möglicherweise nicht ohne sie überlebt. In dieser Zeit nahm sie zahlreiche Kriegsdienstverweiger als Landarbeiter auf ihrem Besitz Garsington Manor bei Oxford »unter Vertrag« – es war die einzige Möglichkeit, der Einberufung zu entkommen. Sie war eine sympathische Frau, voller Esprit, eine große Förderin der Modernen in Literatur und Kunst. Zu ihrem Salon geladen zu sein, bedeutete eine große Ehre.

Ein Makel allerdings schien das perfekte Bild zu stören: Sie war keine schöne Frau, eher das Gegenteil. Groß und hager war sie, hatte ein langes Pferdegesicht, ein vorstehendes Kinn, eine große Nase und eine üppige rote Mähne. In dem Wunsch, ihre mangelnde Attraktivität zu kompensieren, machte sie sich auffällig zurecht, trug aufwendiges Make-up und viel Schmuck. Sie hatte ein gewisses Faible für das Überladene, für Verkleidung und alles Orientalische.

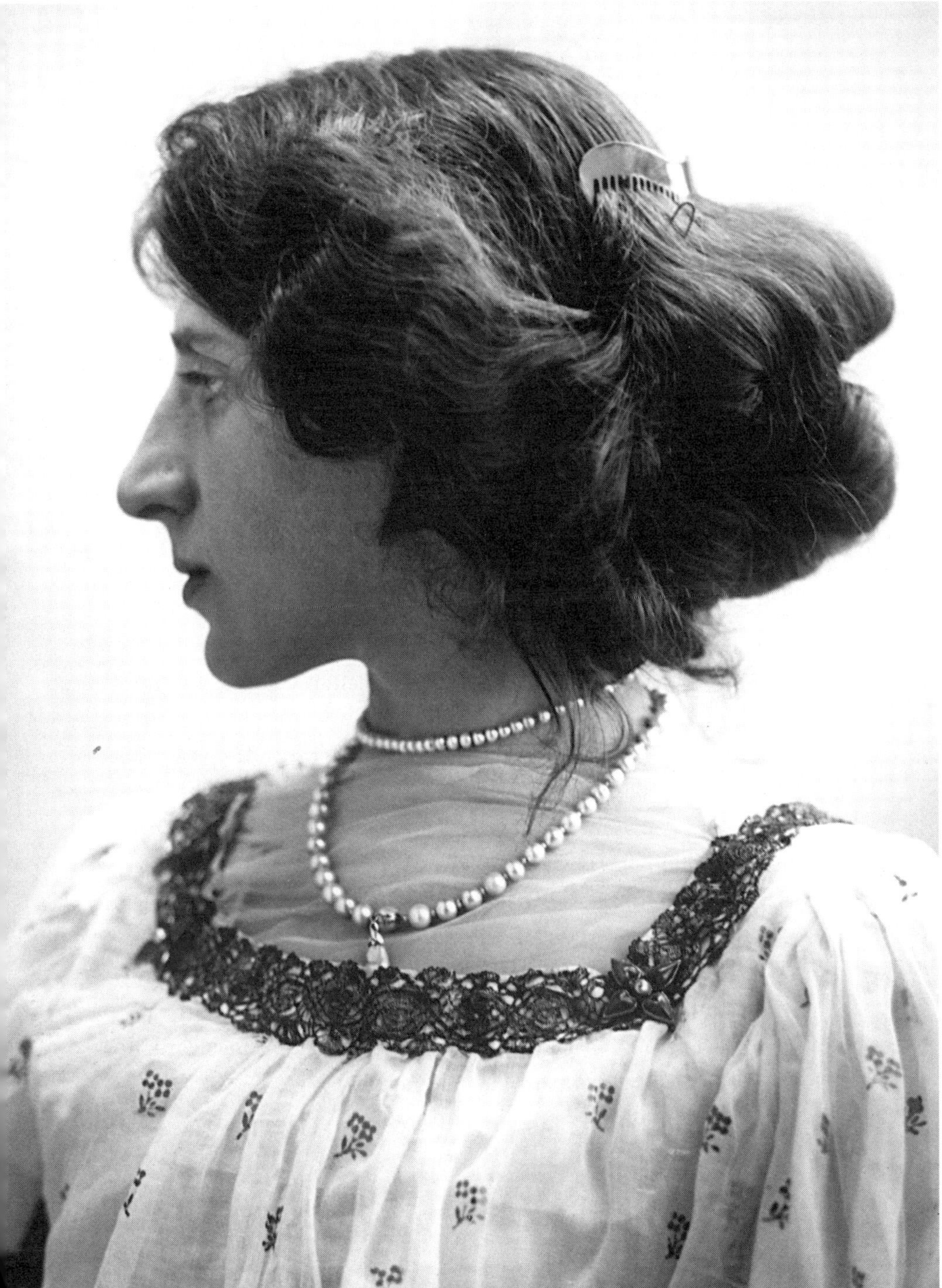

OTTOLINE MORRELL

Ihre schöpferisch tätigen Freunde priesen ihr Erscheinungsbild und machten sie zu einer literarischen Figur, oder sie malten sie, wie Picasso oder Augustus John. Aber sie taten das häufig auf parodistische, manchmal hämische Art und Weise. Sie hoben ihre Makel hervor und machten sich über ihren Wunsch lustig, schön aussehen zu wollen. Auch ihr liebster Schützling, D. H. Lawrence, konnte dieser Versuchung nicht widerstehen, als er Ottoline in *Women in Love* karikierte. Es spricht für das große Herz dieser großen Förderin der Künste, daß sie Lawrence trotz des Bruchs immer ein bewunderndes Andenken bewahrte.

Mit fünfzig verliebte sie sich in ihren jungen, einundzwanzigjährigen Gärtner – was auch Lady Chatterley in Lawrence' berühmtestem Roman tut –, aber dieser starb nach zwei Jahren Beziehung. Diese Episode wurde von dem Umfeld, in dem sie sich bewegte, nicht gut aufgenommen. Sie wurde verspottet, weil sie sich als ältere Frau immer noch schminkte und die Haare färbte. Schließlich hielt man sie für einen pathetischen Clown. Sie starb einsam und verarmt.

In Ottoline Morrells Fall reagierten vordergründig progressive Intellektuelle am Ende wie ganz konventionelle Mitglieder der Gesellschaft. Wahrscheinlich haben sie Lady Ottoline unbewußt für ihre Häßlichkeit bestraft. Hätte eine schöne Frau denselben exotischen Geschmack bei Kleidung und Kosmetik gezeigt, man hätte es als Vorliebe für exotische Dinge oder Originalität gedeutet. Aber Lady Ottoline hatte ein Pferdegesicht, und das wurde ihr nie verziehen, mochte sie eine noch so gute Freundin und Mentorin sein. Man drückte ihr das Etikett pathetischer Häßlichkeit auf, und das wird ihr immer bleiben.

MUTTER TERESA

Die weltbekannte Nonne, die am 19. Oktober 2003 heiliggesprochen wurde, bekam 1971 den Friedensnobelpreis für ihre Arbeit unter den Ärmsten der Armen in Indien. Ich erinnere mich an Fotos mit Lady Di. Die Fotografen stürzten sich wie die Geier auf diese Begegnung. Lady Di, chic wie immer, im weißen Kostüm, und die Nonne in ihrer Tunika. Es war wie zwei Seiten einer Medaille: Schönheit, Luxus und Jugend auf der einen, Demut, Alter und Häßlichkeit auf der anderen. Ein Paar, wie es gegensätzlicher nicht hätte sein können, auch wenn sich beide für wohltätige Zwecke engagierten.

Niemand wird behaupten, daß man schön sein muß, um heiliggesprochen zu werden. Santa Teresa de Jesús, die große Schriftstellerin und Mystikerin, hatte das gewöhnliche Gesicht eines Landmädchens, und doch hat sie literarische Wunderwerke vollbracht. Auch Teresa von Kalkutta war nicht schön, aber sie schaffte es durch ihre Beharrlichkeit, den Blick der Leute auf die Armen und Kranken zu richten und ihnen begreiflich zu machen, daß es noch lange dauern wird, bis das Elend auf der Welt ausgemerzt ist.

Vor allem in Spanien hat es immer große Vorurteile gegenüber Nonnen gegeben. Die gängige Vorstellung ist, wenn eine Frau Nonne wird, dann ist sie häßlich und hat keinen Mann gefunden. In solchen Vereinfachungen zeigt sich, wie sehr die Verpflichtung, schön zu sein, die Frauen immer verfolgt hat. Ebenso wie die Klischeevorstellung von der Ehe als dem einzig wahren Lebensziel.

Es ist eigenartig, wie das Geistige und das Körperliche hier verwechselt werden, aber es geschieht auch nicht häufig, daß eine

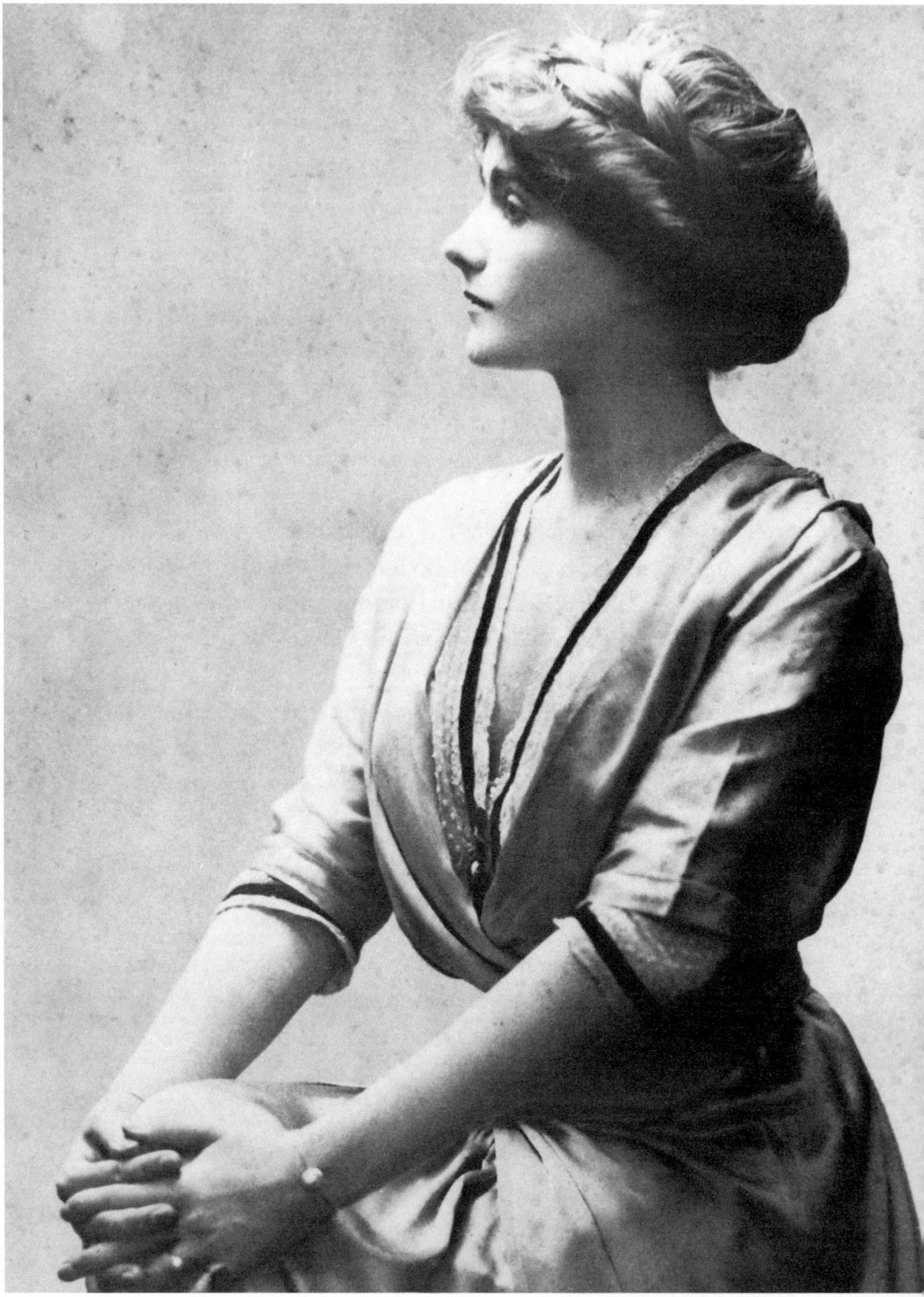

COCO CHANEL

Nonne so bekannt wird wie Teresa von Kalkutta. Diese kleine, faltige Frau suchte nicht den klösterlichen Frieden, sondern sie engagierte sich tatkräftig. Sie war umtriebig und tapfer. Ich frage mich, ob sie in ihrer Jugend irgend etwas auf ihr Aussehen gegeben hat, ob sie sich im Spiegel betrachtet und sich ein anderes Bild von sich selbst gewünscht hat. Ganz gleich welche Vorstellung sie von sich selbst hatte, Tatsache ist, daß sie einen Großteil ihres Lebens Armut, Krankheit und Tod gewidmet hat, und da ist kein Platz für Schönheit.

COCO CHANEL

Coco Chanel hat ihr ganzes Leben unter schönen Frauen verbracht, sie selbst aber war keine schöne Frau. Klein, knochig, mit auseinanderstehenden Augen und Froschmund, begegnete sie den Fotografen immer mit einem Ausdruck frechen Hochmuts, als wolle sie jeden Kommentar über ihr Äußeres von vornherein unterbinden.

Sie war eine Frau mit klaren Vorstellungen, und mit den vor ihr kreierten Kleidern, hinter denen sich ein neues Frauenkonzept verbarg, hatte sie großen Erfolg. Wichtig war ihr in erster Linie der von der Haute Couture bis dahin so sträflich vernachlässigte Tragekomfort. Um etwas tun zu können, und in den zwanziger Jahren taten die Frauen schon viele Dinge, mußte man sich bequem und ungezwungen bewegen können, ohne dabei wie eine Puppe oder eine Königin auszusehen. Coco Chanel hat viele Veränderungen im Kleidungsstil eingeführt. Sie machte Hosen für Frauen hoffähig, was bis dahin per Gesetz verboten war. Eine andere große Errungenschaft war die Vereinfachung des Designs.

Zugunsten einer klaren Linie befreite sie ihre Modelle von allen überflüssigen ornamentalen Accessoires. Für die Nachtwäsche erfand sie weite Pyjamas und verarbeitete leichte, duftige Stoffe.

Mit einem Wort: Sie befreite die weibliche Gestalt von allen Fesseln, die sie zu einer Göttin machen sollten, sie aber letztendlich nur mumifizierten. Ich glaube, die Tatsache, daß sie keine Schönheit war, hat Coco Chanel auf ihre für die Frauen befreienden Ideen gebracht. Ihr bescheidener Körper gab einfach nichts her für prächtig aufwendiges Styling. Außerdem konnte nur eine große Unternehmerin wie sie auf den Gedanken kommen, daß auch Frauen im Geschäftsleben tätig sein sollten und dazu einen anderen, freieren, auf einfachem, schlichtem Chic basierenden Look brauchten.

Obwohl sie nicht hübsch war, ist die unverwechselbare Gestalt von Coco Chanel mit ihren Hüten, ihrem Kostüm und ihren eigenartigen Augen zu einer modernen Ikone im 20. Jahrhundert geworden, und es hätte nur ein Porträt von Andy Warhol gefehlt, und wir würden ihr heute auf Tassen oder auf T-Shirts begegnen. Das Haus Chanel hat dafür kürzlich eine Linie von Taschen herausgebracht, auf denen die Silhouette der berühmten Modedesignerin abgebildet ist.

ROSSI DE PALMA

Die Spanierin Rossi de Palma hat als Schauspielerin vor allem in den Filmen von Pedro Almodóvar höchste Berühmtheit erlangt, dazu ist sie eine extrem populäre Frau, und das verdankt sie auch ihrer Häßlichkeit.

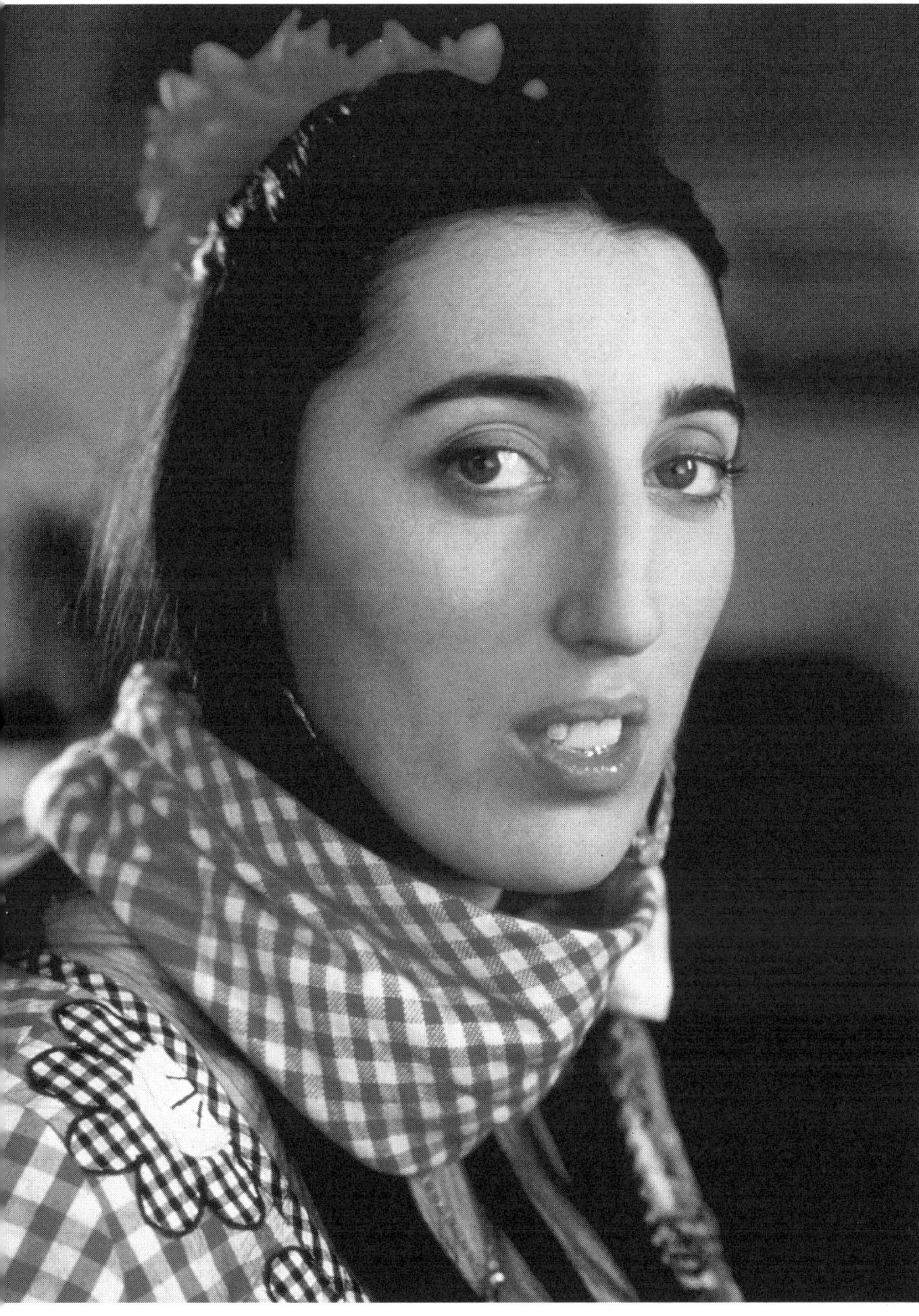

ROSSI DE PALMA

Rossi de Palmas Gesicht paßt weder in einen klassischen noch in einen modernen Kanon. Hakennase, schiefer Mund, asymmetrische Augen ... Mit diesem verunstalteten Gesicht hat sie es nicht nur in der Filmbranche geschafft, sondern sie defiliert auf den Laufstegen internationaler Modenschauen und posiert als Model in der Werbung.

Dieses Phänomen erklärt sich vielleicht durch die aktuelle Vorliebe für das Außergewöhnliche, Einzigartige, Originelle. Rossi de Palmas Erscheinung ist ganz sie selbst, sie folgt keinen Einflüssen oder Modellen. Ihr Bild ist verbunden mit der modernen Welt des schrillen Designs, mit einer freizügigen Epoche, in der jeder auftreten kann, wie er ist, solange er immer auf dem neuesten Stand bleibt. Rossi de Palma ist immer sehr sorgfältig gekleidet, geschminkt und frisiert, sie versucht nicht ihre »Makel« zu verbergen, sondern sie zu betonen und ihnen einen ultramodernen Touch zu geben.

Auszusehen wie Rossi de Palma kann problematisch sein, wenn man nicht durchgestylt, fortschrittlich, avantgardistisch ist, aber wenn man sich diese Markenzeichen zu eigen machen kann, steht dem Erfolg nichts im Weg. Natürlich muß man es verstehen, aus sich selbst eine Ikone zu machen, die sich verkaufen läßt.

Aber es ist schön und ermutigend zu sehen, wie hier eine Frau ihren Körper in der Mode durchsetzt und nicht umgekehrt.

PEGGY GUGGENHEIM

Peggy Guggenheim wurde reich geboren und starb reich. In demselben Maße, wie das Leben ihr Geld schenkte, ward ihr von der Natur ein häßliches Äußeres gegeben. Sie war eine große, imposante Frau, das ja, aber ihre Gesichtszüge waren gewöhnlich und wenig ebenmäßig, beherrscht von einer großen Nase.

Sie blieb nicht müßig zu Hause sitzen und besuchte niemals eine der langweiligen Wohltätigkeitspartys für die Damen der feinen Gesellschaft. Statt dessen war sie überaus aktiv als Unternehmerin, mehrmals verheiratet, unter anderem mit Max Ernst, einem der vielen Maler, denen sie eine Freundin und Mäzenin war. De Chirico, Picasso, Arp, Miró, Dalí, Giacometti, Pollock – alle haben sie bewundert.

In ihren Memoiren beklagt sie sich mit keinem Wort darüber, daß sie nicht hübscher war. Es ist amüsant zu lesen, mit welcher Koketterie sie darüber schreibt, wenn sie sich einen Hut oder ein Kleid gekauft hatte, die ihr gut zu Gesicht standen. Ihr Aussehen hat sie nie davon abgehalten, sich in der Öffentlichkeit zu präsentieren. Sie trat auf wie ein Filmstar, alles andere als diskret oder nüchtern gekleidet. Es gibt ein berühmtes Foto von ihr, auf dem sie, umgeben von langhaarigen Hunden, in einem schweren, enganliegenden, eleganten Nachtgewand auf einem steinernen Thron sitzt. Sie lächelt selbstsicher. Seht her, so zersteut sich eine Königin, ja eine Göttin.

Warum konnte Peggy Guggenheim sich so frei bewegen? Die Macht, die sie durch ihre Position innehatte, machte es ihr zweifellos leichter, sich so zu geben, ohne sich um die Meinung anderer über ihr Äußeres zu kümmern. Ich denke, genau wie ein unattraktiver Mann durch seine Macht, sein Geld oder seinen

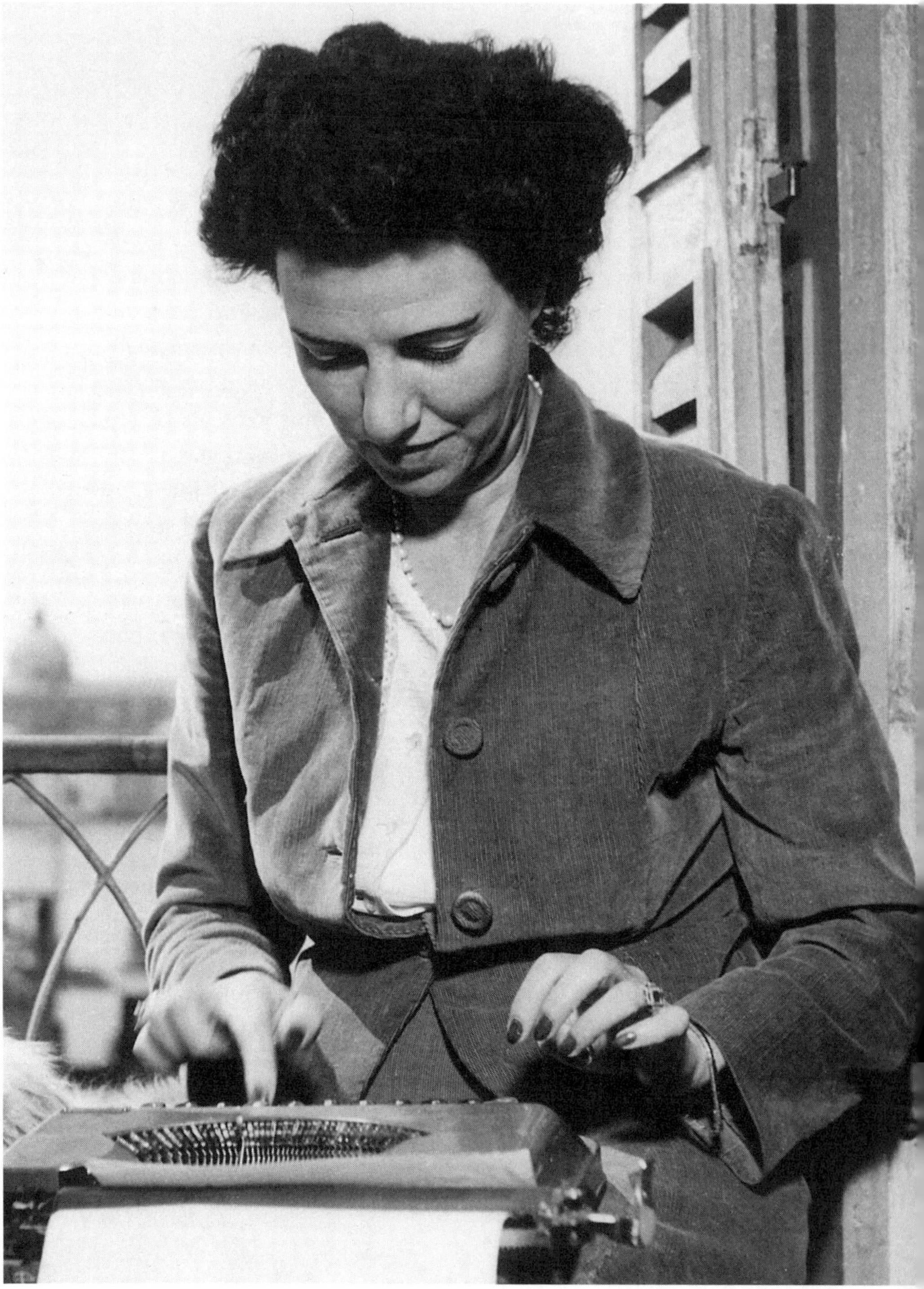

PEGGY GUGGENHEIM

Einfluß verführerisch wirken kann, kann auch eine Frau mit denselben Merkmalen, wenn erst einmal alle althergebrachten Vorurteile überwunden sind, begehrenswert sein.

Auch hier erhebt sich die Frage, ob Peggy Guggenheim so viele Kontakte mit der Kunstwelt und so viele intellektuelle Interessen gehabt hätte, wenn sie von Kopf bis Fuß schön gewesen wäre. Natürlich gibt es keine eindeutige Antwort darauf, obwohl ich dazu neige, sie als Beispiel einer mächtigen Frau zu sehen, die sich den Luxus erlauben kann, ihre eigenen Gesetze aufzustellen, auch was das Ästhetische anbelangt.

WALLIS SIMPSON. CAMILLA PARKER-BOWLES

Die britische Königsfamilie ist vielleicht nicht unbedingt ein Spiegel, in dem wir uns wiederfinden, aber sie kann uns als Beispiel für Mechanismen dienen, die auch in jedem anderen gesellschaftlichen Umfeld funktionieren.

Die beiden »Dahergelaufenen«, die berühmt wurden, weil sie die Herzen britischer Thronerben eroberten – Edward in den dreißiger und Charles Anfang der achtziger Jahre –, kommen uns sehr gelegen, um eine kleine Theorie zu entwickeln, die mit unserem Thema zu tun hat. Es geht um enttäuschte Erwartungen und moralische Vergleiche.

Die geschiedene Amerikanerin Wallis Simpson war weder adelig, noch verfügte sie über andere Attribute, die sie zur idealen Kandidatin für das Amt der Königin gemacht hätten. Aber der künftige Thronfolger verliebte sich in sie und zog es vor, 1936 auf den Thron zu verzichten, anstatt sie zu verlassen. Ich glaube, die Briten haben ihm das nie verziehen. Sie schauten Wallis an, überlegten, was der Thronerbe ihretwegen alles aufgegeben hatte, und schon neigte sich die Waage gegen die Dame. Vielleicht kommt daher der internationale Ruf der Herzogin von Windsor, häßlich zu sein. Sie war mit Sicherheit keine aufsehenerregende Frau, aber sie war auch alles andere als ein Monster. Sagen wir, sie sah durchschnittlich aus. Ich glaube, die öffentliche Meinung hätte für den Thronverzicht mehr Verständnis gehabt, wenn die Person, für die Edward das Opfer auf sich nahm, eine Schönheit gewesen wäre. Das hätte sie in den Augen der Leute freigesprochen, und die Schwäche des Königs wäre mit viel mehr Wohlwollen aufgenommen worden. Die Argumentation wäre einfach gewesen: »Der Herzog hat seine Pflicht gegenüber dem Volk vergessen, aber wer täte das nicht für solch eine Schönheit?« Daß er all das wegen einer unbedeutenden Frau von durchschnittlichem Aussehen aufgegeben hatte, war den Briten hingegen bedeutend schwieriger zu erklären.

Über Wallis Simpson ging das legendäre Gerücht, sie sei angeblich ein Mann. Ziemlich ungerecht, wenn man es nicht beweisen kann. Gewiß, der frustrierte Edward war alles andere als ein angenehmer Mensch, er sympathisierte mit dem Nazi-Regime, und daß er die Amerikanerin heiratete und auf den Thron verzichtete, war seine einzig bemerkenswerte Tat. So wurde er zu einem Symbol für die Macht der Liebe, auch wenn dem Bild seiner Geliebten das Etikett »häßlich« anhaftete.

Etwas ähnliches geschah in jüngster Zeit mit der englischen Aristokratin Camilla Parker-Bowles, der öffentlich anerkannten Geliebten von Prinz Charles. Ich habe nicht eine einzige Pressemitteilung über diese Frau gelesen, in der es nicht eine direkte oder indirekte Anspielung auf ihr Äußeres gab. Ist sie wirklich

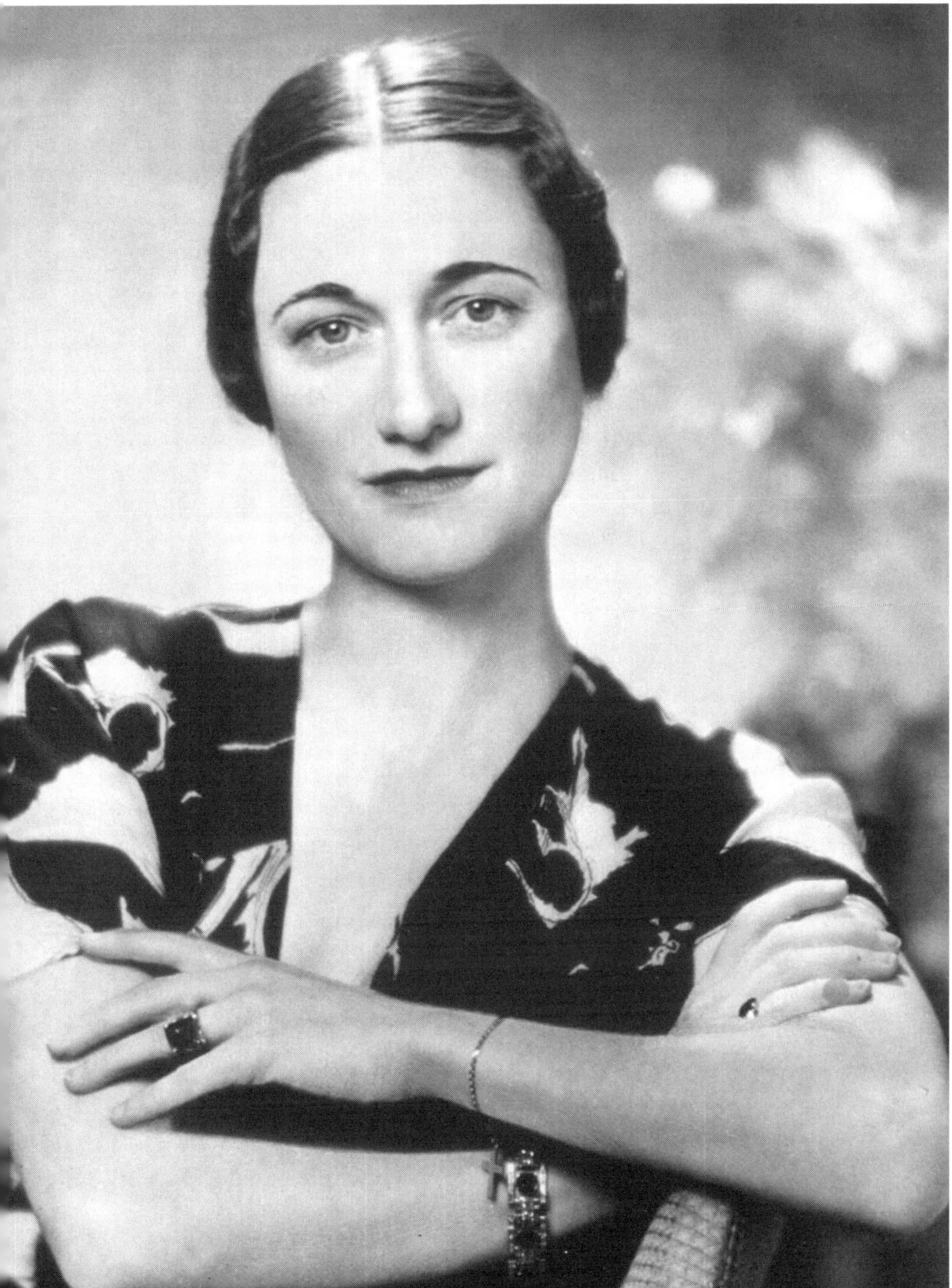

WALLIS SIMPSON

häßlich? Blond, lächelnd, mit blauen Augen und dezidierten Gesten, macht sie nicht den Eindruck, als würde sie den gültigen Kanon sprengen. Ich glaube, der Grund dafür, daß man sie als häßlich abstempelt, hat damit zu tun, daß man sie aufgrund ihrer Liebesgeschichte mit dem Prinzen von Wales immer mit Lady Diana verglichen hat, diesem seltsamen, ziemlich hausbackenen Mythos, von dem schon die Rede war. Wie ist es möglich, so wird immer wieder suggeriert, daß ein Mann ein so liebliches Geschöpf im Stich läßt, um sich in eine Frau ohne Glamour und Ausstrahlung zu verlieben? Auch hier bestimmt das moralische Urteil, was schön ist und was nicht, und schon fällt der Hammer. Wie leicht sich doch die Leute mit den oberflächlichsten, plumpsten Mitteln manipulieren lassen!

CRISTINA ONASSIS

Cristina Onassis, sowohl mütterlicher- als auch väterlicherseits das Kind von Multimillionären, war eine der reichsten Frauen der Welt. Aber als hätte sich die Natur auch hier entschlossen, Gerechtigkeit walten zu lassen, war auch sie eine alles andere als schöne Frau. Groß, kräftig, unweiblich und ein Gesicht ohne jede Anmut – da war es schwer, selbst durch sündhaft teure Eingriffe etwas zu verschönern.

Cristina war immer von einem sehr griechischen, tragischen Nimbus umgeben, den das neugierige Volk auf seine Art interpretierte. Es heißt, wegen ihres unattraktiven Äußeren habe sie jedem Mann mißtraut, der ihr den Hof machte. Sich ihrer Häßlichkeit bewußt und unfähig, sich anzunehmen, wie sie war, glaubte sie, jeder ihrer Freier würde sich nur für ihr ungeheures Vermögen interessieren.

In den über sie kursierenden Gerüchten kam sie vor als einsame, depressive, frustrierte Frau. Man behauptete, sie habe sich zahlreichen brutalen Diäten unterzogen, die sie emotional und psychologisch aus dem Gleichgewicht gebracht hätten. Was wirklich geschah, werden wir niemals erfahren, aber das ist unerheblich. Fest steht, die kollektive Phantasie fand in Cristina Onassis eine ideale Gestalt für ihre von den Gemeinplätzen der Sensationspresse genährten Projektionen: reich, häßlich, unglücklich.

Seltsam, daß nie jemand nach anderen Gründen für ihre Traurigkeit gesucht hat. Alle gingen immer davon aus, sie sei wegen ihres Aussehens traumatisiert.

Als sie heiratete (zwei Mal), präsentierte die öffentliche Meinung ihre Männer in zweifelhaftem Licht. Handelte es sich um Mitgiftjäger? Niemand kann das mit letzter Sicherheit behaupten, aber wäre sie eine schöne Frau gewesen, hätten ihre Partner nicht ständig unter Beweis stellen müssen, daß sie sie tatsächlich liebten.

Niemand hat sie je unabhängig von ihrem Aussehen bewertet. Aber sie bestricht auch nicht gerade durch ihre mitreißende Persönlichkeit, denn obwohl sich ihr, angesichts ihres gewaltigen Vermögens, die vielfältigsten Alternativen geboten hätten, sich selbst ein Denkmal zu setzen, tat sie sich durch nichts hervor und zeigte an nichts wirklich Interesse. Vielleicht lag in dieser Antriebsschwäche der tiefere Grund für ihr Unglück.

Ihr Ende war zugleich der Gipfel ihres Lebens, zumindest für die Sensationspresse: Cristina starb jung und allein unter nie ganz geklärten Umständen. Es wurde von Selbstmord gemunkelt, und diese Version wurde sofort geglaubt. Wie sollte eine Frau glücklich sein, die alles hatte, nur nicht die Schönheit? Der Mythos um diese unermeßlich reiche, aber häßliche Frau, hat viele Frauen darüber hinweggetröstet, arm zu sein – für die häßlichen allerdings nur ein spärlicher Trost.

AUF DER STRASSE

Wenn ich durch die Stadt gehe, in einem Bistro einen Kaffee trinke oder Metro fahre, beobachte ich gern die Leute. Seit ich angefangen habe, dieses Buch zu schreiben, achte ich besonders auf die Frauen. Sie sehen alle ganz verschieden aus, keine gleicht der anderen. Welche Vorstellung von Schönheit sie wohl haben? Wie sehen sie sich selbst? Wie wichtig ist es ihnen, ob sie als schön oder häßlich tituliert werden?

Es macht Spaß, Leute zu beobachten. Ich habe eine achtzigjährige Frau gesehen, die einen Kamm aus der Handtasche zog und sich unauffällig vor einem Schaufenster kämmte, junge, hübsche Mädchen, die sich freiwillig häßlich machen, indem sie sich auffällige Stufen ins Haar schneiden, es grellbunt färben oder sich die Nase piercen lassen. Die Putzfrauen in einer Bank tragen alle dieselbe blaue Uniform, sie sind gleichalt, um die vierzig. Eine schminkt sich sorgfältig die Augen, die andere findet nach der Arbeit Zeit, ihre Haare mit glänzenden Kämmen auf originelle Weise zurückzustecken. Ich glaube nicht, daß jemand sie zwingt, auf ihr Äußeres zu achten.

Kann man also bei der Frau von einer natürlichen Neigung sprechen, schön sein zu wollen? Ich weiß es nicht, und ich empfinde es als eine gewagte Behauptung, vor allem, weil man in einer so von tausend Dingen beeinflußten, informationsdurchlässigen Gesellschaft wie der unseren kaum noch von Natürlichkeit sprechen kann, egal in welchem Bereich. Einige Theorien behaupten, die Neigung, schön sein zu wollen, sei in unseren Genen als Teil der natürlichen Selektion festgeschrieben. Das ist möglich, aber der Druck der Medien und der Werbung ist so groß, daß sich diesbezüglich keine genaue Aussage mehr treffen läßt. Alles in unserer Gesellschaft drängt dahin, das Häßliche auszustoßen, und Frauen sind die Hauptempfänger dieser Botschaften.

Wir sehen schöne Frauen im Fernsehen, in den Zeitschriften, im Kino. Überall Werbung für Produkte zur individuellen Verschönerung. Die Bekleidungsgeschäfte stellen Modelle aus, die nur für schlanke, gestylte Frauen geeignet sind. Alles scheint nur in eine Richtung zu gehen: Schön zu sein hat Priorität. Die Kehrseite der Medaille ist nicht schwer zu erraten: Hässlich sein ist nicht erlaubt.

Es gibt zahlreiche Gründe, warum das so ist. Wir leben in einer Gesellschaft, in der es um Kaufen und Verkaufen geht, und auf die Verpackung kommt es dabei besonders an. Einstmals selbstverständliche, wenn auch etwas schwammige Werte wie Güte stehen in einer immer aggressiveren, immer mehr auf Wettbewerb ausgerichteten Welt immer weniger hoch im Kurs. Der lockere Spott über sogenannte »Gutmenschen«, ausgerechnet im intellektuellen Milieu besonders häufig zu hören, spricht Bände. Auch nicht unmittelbar produktives, spekulatives Denken verliert in einer oberflächlichen Gesellschaft an Bedeutung. Die Überlegenheit des Bildes über den Diskurs und das Denken führt zur übermäßigen Wertschätzung der Schönheit. Religiöse Andacht und Versenkung, geistige Anstrengung und geistiges Streben, das alles rückt immer mehr in den Hintergrund. Das

Körperliche ist die Wirklichkeit und bildet den Mittelpunkt, um den das Leben in der westlichen Welt immer ausschließlicher kreist. Es ließen sich noch viele Gründe anführen, aber keiner könnte allein erklären, warum immer mehr Menschen selbst in ihrem Alltagsleben wie versessen der Schönheit hinterherjagen.

Soziologen warnen inzwischen vor einer Diskriminierung vergleichbar mit Sexismus, Rassismus oder Fremdenfeindlichkeit. Wir haben gesehen, wie wichtig es ist, Arbeit zu finden, Erfolg im Leben zu haben, und natürlich nutzt jeder alle Möglichkeiten, die er hat. Aber Schönheit ist nicht nur Mittel zum Zweck. Die Sorge darum, wie wir aussehen und wie die anderen uns sehen, macht die ganze Welt zu einem Spiegel. Wir sehen nicht den anderen, sondern uns selbst durch den anderen. Über alles legt sich unser Bild, und wir sind allein, Henker und Opfer inmitten eines grausamen, aus den Fugen geratenen Individualismus.

ALLGEMEINE BETRACHTUNGEN

FLUCHTMÖGLICHKEITEN

Bei allem, was uns aufgezwungen wird, wäre es angenehm, wenn wir uns dem Diktat, schön zu sein, entziehen könnten. Eine Freundin sagte zu mir: »Wir sollten das Häßliche zur Mode erklären!« Aber so einfach ist das nicht, es reicht auch nicht, abzuwarten, bis die Punk-Mode wieder *en vogue* ist, und es ist sowieso nicht leicht, sich gegen die Norm aufzulehnen, wenn man nicht makellos aussieht, und wer tut das schon.

Die Psychologen sind sich einig: Wir sollen uns mit all unseren Fehlern annehmen, uns unser Selbstwertgefühl erhalten und etwas aus uns machen, ohne auf das Urteil der anderen zu hören. Kurioserweise habe ich in fast allen psychologischen Handbüchern, die ich konsultiert habe, Kommentare gefunden, die dem zu widersprechen scheinen. Da wird zunächst das Ich zum absoluten Bezugspunkt erklärt und hinterhergeschoben, die daraus resultierende Selbstsicherheit würde uns attraktiver machen. Seltsam. Sollen wir nicht den Eindruck ausblenden, den wir auf andere machen? Nein, denn am Ende will eben jeder gefallen.

Aber es gibt Möglichkeiten, sich der Tyrannei zu entziehen. Zum Beispiel den Weg, für den sich viele Frauen in der Weltgeschichte entschieden haben: aktiv werden und sich für das begeistern, was man tut. Wer sich zu sehr mit dem eigenen Bild beschäftigt, kreist um sich selbst, und das schafft Beklemmungen. Will man aus dem Teufelskreis ausbrechen, muß man sich für etwas anderes interessieren als die eigene Haut.

Macht und Geld befreien die häßliche Frau genauso wie den Mann. Wenn der Erfolg an sich verführerisch ist, dann kann eine erfolgreiche Frauen nichts aufhalten, sie kann verführen, wann immer ihr danach ist. Man muß also reich oder mächtig werden. Bekommen wir dann immer noch nicht die gebührende Anerkennung, so haben wir wenigstens die entsprechenden Mittel, um uns mit einer Luxuskreuzfahrt oder ähnlichem zu trösten. Auch interessante und intelligente Frauen, selbst wenn sie nicht schön sind, können verführerisch wirken. Oder die witzigen, die auf gesellschaftlichem Parkett brillieren, die mit Esprit, die verständnisvollen, die mutigen, die großherzigen ... die Liste ließe sich endlos fortsetzen.

Das Schuldgefühl, das viele Frauen wegen ihres Körpers plagt, konfrontiert sie ständig mit der Frage, was sie tun sollen. Ist es lächerlich, sich übertrieben herauszuputzen? Soll man auf die Fortschritte in der plastischen Chirurgie verzichten, nur um nicht für frivol, neureich oder gar spießig gehalten zu werden? Welcher Kleidungsstil ist für welches Alter angemessen? Darauf gibt es keine gültige Antwort. Jede muß selbst sehen, wie sie zurechtkommt, ich glaube nicht, daß es sinnvoll wäre, eine Moral des Aussehens festzulegen. Da wir schon mit dieser schweren Erblast leben müssen, wäre es vielleicht das beste, nicht immer mit sich und gegen andere zu kämpfen, sondern sich treiben zu lassen, zu tun, was man will. Eine Achtzigjährige will sich liften lassen, um jünger auszusehen? Na und? Wozu sich darüber aufregen? Unsere Gesellschaft ist so individualistisch und verrückt, da braucht keiner den anderen vorschreiben, wie sie sich zu verhalten haben.

DER MANN IST SCHÖN

Es gibt einen dunklen Punkt, für den die Frauen allein die Verantwortung tragen. Warum hat die Frau nicht genauso vom Mann verlangt, daß er schön sei? Warum hat sie sich nicht von den häßlichen Männern abgewandt, als wären sie der leibhaftige Teufel?

Die Frau hat dem Mann viele Hintertüren offen gehalten. Fragte man die Frauen, welche physische Qualitäten ihnen wichtig seien, hörte man Jahre hindurch immer wieder eine Reihe von Sätzen, die die Aufmerksamkeit vom rein Physischen sogleich hin zu Wesensmerkmalen lenken: schöne Hände, ehrlicher Blick, er soll stark sein, fröhlich, Sinn für Humor haben. Wenige Frauen sagten als erstes: Er soll gut aussehen. Erst jetzt, im Schutz anonymer Umfragen oder als Provokation, kommen Antworten wie: »Er soll einen knackigen Hintern und muskulöse, männliche Waden haben.« Die amerikanische Zeitschrift *Play-Girl* machte eine Umfrage bei ihren Leserinnen, um herauszufinden, ob künftig Bilder von nackten Männern veröffentlicht werden sollten. Nur vierzig Prozent antworteten mit Ja, also entschieden sich die Herausgeber dagegen.

In den letzten Jahren erfreuen sich in Spanien Strip-Shows von Männern immer größerer Beliebtheit. Ich war auf einer und konnte feststellen, daß es sich dabei um kollektive Spaßveranstaltungen handelt, bei denen die Zurschaustellung der nackten Männer das am wenigsten Interessante ist. Die Frauen gehen in Gruppen hin, kreischen, lachen, versuchen, die Männer zu berühren, und inszenieren ein Riesenspektakel. Das Ergötzen an der männlichen Schönheit hat nicht im entferntesten mit Lüsternheit zu tun. Die Lust bei dieser Show besteht in einer allgemeinen

Katharsis, bei der die Frauen sich über die Männer lustig machen und sich über die vertauschten Rollen mit einem gewissen Rachegefühl amüsieren.

Es ist eigenartig, daß Schriftstellerinnen so zögerlich sind, wenn es darum geht, männliche Schönheit zu besingen. Sie sprechen zwar von attraktiven, betörenden Männern, aber sie verschwenden ihr Talent fast nie damit, seitenlang den Body eines Mannes zu beschreiben. Woran liegt das? Ist es für uns wirklich weniger von Bedeutung, ob ein Mann schön oder häßlich ist? Und wenn ja, warum? Es gibt medizinische Theorien, die besagen, das Sehen sei für Männer wichtiger als für Frauen. Bei den Frauen stünden das Gehör und die Berührung im Vordergrund. Vielleicht sind wir nur ungeheuer pragmatisch und denken, Schönheit allein löst kein Problem. Vielleicht hat all das mit unserer lästigen Erziehung zu tun und der dazugehörigen Portion an Vorsicht und Unterwerfung. Ich denke, wir sollten häßlichen Männern gegenüber manchmal weniger tolerant sein. Dann würden sie am eigenen Leib erfahren, was es heißt, ständig maßlos übertriebenen Anforderungen ausgesetzt zu sein.

SEIN ODER SCHEIN

Die amerikanische Psychiaterin Nancy Etcoff kommt in ihren spannenden Studien zum Thema Schönheit zu dem Schluß, daß Schönheit im Tierreich gleichbedeutend mit Gesundheit ist. Folgt man dieser für sämtliche Spezies zutreffenden Argumentation, dann suchen die Männchen die schönsten, also gesündesten Weibchen aus, um sicherzustellen, daß der Nachwuchs gute Chancen hat. Und die Weibchen bevorzugen starke Männchen, um die nötige Sicherheit für die Aufzucht der Jungen zu ergattern.

Männer und Frauen haben sich nicht ganz aus diesen tierischen Verhaltensmustern gelöst; die Männer achten bei den Frauen immer noch auf Schönheit und die Frauen auf Sicherheit, die ihnen ein Mann geben kann. Schönheit im absoluten Sinn ist ein Geschenk Gottes. Sicherheit bietet der Mann, der mehr Geld verdient, einen besseren Beruf und gesellschaftlichen Erfolg hat.

An dem Vergleich ist viel Wahres dran. Und doch bleibt ein unverständlicher Rest, wie bei vielen anderen deterministischen Theorien: Warum ist die bei der Frau gefragte Tugend, also die Schönheit, von den Primaten bis zu den Menschen immer gleichgeblieben, wohingegen die Vorstellung von Sicherheit bei den Männern sich im Verlauf der Evolution verlagert hat? Eigentlich wäre das Pendant zur schönen Frau ein starker, roher Mann, der jagt und die Feinde mit Knüppelschlägen vertreibt. Absurd, nicht wahr? Und genauso absurd ist es, angesichts allgemeiner Verhütung und sinkender Geburtenrate weibliche Schönheit für Fortpflanzungszwecke als Argument ins Feld zu führen.

Wenn wir beim modernen Mann von Sicherheit sprechen und dabei in erster Linie an Manager, brillante Fachleute, Betriebswirte und Juristen denken, warum ist die grundlegende Qualität bei der Frau dann immer noch die Schönheit? Mir erscheint das unlogisch. Ich glaube, die Attraktivität einer Frau in der hochentwickelten Gesellschaft sollte auf differenzierteren Vorstellungen beruhen als rein auf Körper und Fortpflanzung bezogenen. Der Vertrag Schönheit gegen Schutz funktioniert nicht mehr, seit Frauen ihr eigenes Geld verdienen.

Es ist bezeichnend, daß Frauen mit hohem Einkommen in den sechziger und siebziger Jahren weniger Möglichkeiten hatten, zu heiraten, denn in den Umfragen erklärten die Männer, sie wollten in der Beziehung der Besserverdienende sein. In den achtziger Jahren setzte eine umgekehrte Entwicklung ein, die sich zu verstärken scheint. In einer wettbewerbs- und konsumorientierten, ausschließenden Gesellschaft wie der unsrigen wird man mehr und mehr die Kameradschaft und Kollegialität von Frauen und Männern schätzen, die uns helfen, besser zu leben, und unsere Verbündete in einer rasenden, beklemmenden Außenwelt sind, mit der wir uns jeden Tag auseinandersetzen müssen.

Aber ganz offensichtlich kann man sich nicht ohne weiteres der Erwartung entziehen, das äußere Erscheinungsbild verbessern zu müssen. Nichts deutet darauf hin, daß die gesellschaftliche Verpflichtung, sich zu schminken, vorteilhafte Kleidung zu tragen oder sich im Zweifelsfall an einen Fachmann zu wenden, wenn es sein muß, auch an einen Schönheitschirurgen, je verschwinden wird. Für die Gesellschaft ist es am bequemsten, wenn wir den Blick auf uns selbst richten, möglichst auf die oberflächlichste Schicht unseres Selbst. Das bewahrt uns davor, andere, womöglich wichtigere Dinge in Frage zu stellen, beschäftigt, wie wir sind, gegen Häßlichkeit und Alter zu kämpfen und der flüchtigen Schönheit hinterherzurennen. Gewiß, man kann nicht ständig im Clinch mit seiner Umwelt liegen und ununterbrochen alles tiefschürfend analysieren. Aber wir sollten wissen, daß all unsere Anstrengungen, nicht häßlich zu wirken, nichts anderes als Konzessionen an unsere Mitmenschen sind und keine aus einem verborgenen heiligen Gebot abgeleitete moralische Verpflichtung.

MÄNNER

Josep Font, siebenunddreißig Jahre alt, ist einer der angesehensten Modedesigner der Gegenwart. Er hat verschiedene Preise gewonnen, und seine Modelle haben die internationalen Märkte erobert, sogar in so schwierigen Ländern wie den Vereinigten Staaten und Japan.

Josep Font sagt gleich zu Anfang, es gebe keine häßlichen Frauen. Das hatte ich befürchtet. Ich frage ihn, warum nicht. Er antwortet, das äußere Erscheinungsbild sei nicht statisch und nicht losgelöst von anderen Dingen zu betrachten. Eine Frau, die anmutig geht, spricht, lächelt, mit eleganten Bewegungen, hinterläßt in ihrem Umfeld eine Menge positiver Eindrücke, so daß wir überhaupt nicht mehr auf ihr Gesicht und ihren Körper achten. Eine Frau kann perfekt aussehen, und es kommt trotzdem nichts rüber, oder sie kann völlig atypisch aussehen und eine ungeheure Ausstrahlung haben.

Ich frage ihn, wie er die Models für die Präsentation seiner Kollektion auswählt, und er gibt eine überraschende Antwort, die zeigt, daß er das bisher Gesagte ernst gemeint hat: »Früher wurden diese Frauen nach einem Katalog mit Fotografien ausgewählt, aber das ist veraltet. Jetzt werden Persönlichkeitstests gemacht, und man geht mehr und mehr dazu über, mit den Models erst ein längeres Gespräch zu führen, damit man sich ein Bild davon machen kann, was sie an Energie und Ausstrahlung besitzen.« Er erzählt von einem Model, das er auf einem Foto sah und gleich unter Vertrag nahm, weil er so angetan von ihrem Äußeren war. Als er mit ihr arbeitete, stellte sich natürlich heraus, daß sie eine launische, labile Zicke war. Er hat sie nie wieder angefordert, nicht nur wegen der Probleme, die sie miteinander hatten, sondern auch, weil er immer daran denken mußte, daß die unangenehme Persönlichkeit des Mädchens wahrscheinlich auch bei der Modenschau zum Vorschein gekommen war und sich negativ auf die von ihm entworfenen Kleider übertragen hatte.

Aber er wirft ein, viele bildhübsche Modelle hätten ihm gestanden, wie leicht sie es im Leben haben, weil sie schön sind. Die Leute behandeln sie gut, sie werden von allen verhätschelt, wenn sie irgendwohin kommen, werden sie immer mit einem Lächeln empfangen. Dafür allerdings zahlen sie einen Preis: Sie müssen ständig beweisen, daß sie nicht dumm sind, denn die Leute assoziieren Schönheit immer noch mit Dummheit. Sie sind sich alle bewußt, daß die Vorteile, die sie aus ihrem Äußeren ziehen, vergänglich sind, und sie geben sich nicht der Illusion hin, weiter so zuvorkommend behandelt zu werden, wenn eines Tages ihre Attraktivität nachläßt.

Wir sprechen über die Kanons. Font hat seine eigenen. Er spricht immer von *konventioneller* und *unkonventioneller* Schönheit. Ein Beispiel für konventionelle Schönheit ist die berühmte Claudia Schiffer, die er persönlich nicht mag. Er sagt, er bevorzuge ungewöhnliche Schönheiten, mit ausgeprägter Persönlichkeit und Stärke, sogar harten Zügen. Er sei überzeugt, diese Tendenz würde sich in der Mode immer mehr durchsetzen. Der Designer, der anstelle eines schönen Models die Schönheit in einem Model entdecke und sie bei den anderen durchsetzen könne, könne sich glücklich schätzen: »Oft galten Gesichter, die plötzlich auf den internationalen Modenschauen gefragt sind, Monate vorher noch als häßlich.«

Font mag keinen aktuellen Schönheitskanon benennen; er glaubt, jedes Aussehen habe dort Platz, mit einer Ausnahme: dem

Alter. »Heute gibt es nur einen Kanon: die Glorifizierung der Jugend.« Da gibt es keine Nuancen, keine Entdeckungen – jung ist schön, alt ist häßlich. Er selbst empfindet das als schlimme Diskriminierung, und er erzählt dazu eine Geschichte. Als er durch die Avenue de Montaigne in Paris ging, wo viele Modeateliers ihren Sitz haben, sah er viele reiche ältere Frauen dort entlangflanieren. Ihm fiel auf, daß sich ihre Gesichter ähnelten. »Die plastische Chirurgie hatte sie auf erstaunliche Weise uniformiert. Die Lippen, die Nasen, die verwischten Gesichtszüge, alles gleich. Es sah scheußlich aus. Die kompletten Gesichtsverjüngungen sind ein großer Fehler.«

Ich nenne ihm ein paar Namen aus diesem Buch, er soll ihr Äußeres bewerten. Die Erwähnung von Mutter Teresa überrascht ihn, er sagt, er empfinde es als unverschämt, über sie ein Urteil abzugeben. Nein, er finde sie überhaupt nicht häßlich, sie würde in ihm ein Gefühl von Zärtlichkeit wecken, den Wunsch, sie zu beschützen, da könne man unmöglich zu einem negativen Urteil kommen.

Golda Meir findet der Designer auch nicht häßlich. Sie habe eine so starke innere Kraft, eine so eigenwillige Persönlichkeit, man könne ihren Körper nicht losgelöst davon betrachten. Etwas Ähnliches sagt er über Margaret Thatcher, der er einmal persönlich begegnet ist. »Ich weiß nicht, ob sie schön oder häßlich ist, aber allein ihre Anwesenheit erweckt Ehrfurcht.«

Cristina Onassis ist seiner Meinung nach nicht häßlich, sondern unverstanden mit all ihren psychologischen Problemen, die es ihr unmöglich machten, sich zu akzeptieren, wie sie war. Nur bei dem Namen Camilla Parker-Bowles zögert Font ein wenig und sagt dann vorsichtig: »Sie ist stilistisch schlecht beraten.«

Ich kann ihm nicht den Namen einer lebenden oder toten häßlichen Frau, Spanierin oder Ausländerin, entlocken. Häßlich ist für ihn nur irgendein sehr auffälliger körperlicher Defekt. Alles andere ist Originalität, innere Stärke, Persönlichkeit und Charisma. Wir Frauen können also ganz beruhigt sein.

FILM

Bigas Luna ist sechsundfünfzig und Regisseur. Er blickt auf eine lange Karriere und eine umfangreiche Filmografie zurück, in der so herausragende Filme zu finden sind wie *Bilbao*, *Jamón Jamón*, *Zimmermädchen der Titanic* oder *Das Meer die Liebe und der Tod.* Er wurde mehrfach ausgezeichnet, genießt in vielen Ländern Europas große Anerkennung, gilt als großer Entdecker neuer Schauspieltalente und hat vielen unbekannten Schauspielerinnen zu internationalem Ruhm verholfen.

Bigas Luna bestreitet die Existenz häßlicher Frauen nicht, aber als ich ihn frage, was für ihn eine häßliche Frau ist, sagt er: »Häßlich ist die Frau, die sich selbst dafür hält.« Und dann fährt er fort: »Die Frau, die wegen ihres Aussehens unsicher ist, die sich selbst häßlich findet und Komplexe hat, überträgt diesen Eindruck auf die anderen, ich habe das selbst feststellen können.«

Das Gesicht einer jeden Frau hat etwas Schönes. Für Bigas hört Schönheit auf, wenn gravierende körperliche Defekte vorliegen oder eine Frau schmutzig und ungepflegt ist. Es gibt Frauen mit auffälligen Defekten, die es verstehen, diese in ein harmonisches Gesamtbild zu integrieren, oder, im Gegenteil, sie so originell und witzig zur Geltung bringen, daß sie zum Blickfang werden. Er rät, Defekte nicht zu vertuschen, sondern sie einfallsreich zu betonen. »Wenn jemandem ein Auge fehlt, würde ich ihm nie vorschlagen, er solle sich ein Glasauge einsetzen lassen, sondern eine Augenbinde zu tragen, die ihm Persönlichkeit verleiht.«

Er ist der Ansicht, weibliche Schönheit unterliege im Moment keinem bestimmten Kanon. Er, der so schöne Schauspielerinnen wie Penélope Cruz oder Leonor Watling entdeckt hat, sagt, er persönlich habe die Klischeevorstellungen von Schönheit schon lange hinter sich gelassen. Als Schöpfer von Bildern tendiere er zu modernen, ungewöhnlichen Gesichtern. Er sei jedoch überzeugt, daß sich auch bei den traditionellen Schönheitskanons ein Wandel abzeichne. Heute würden die typisch weiblichen Züge, große Brüste, Kurven, harmonische Gesichter, immer mehr von vieldeutigen Körpern verdrängt. Das Androgyne ist das neue Schönheitsideal. Stilisierte Gestalten mit wenig ausgeprägten sekundären Geschlechtsmerkmalen und Gesichter, die sowohl einer Frau als auch einem Mann gehören könnten, setzen sich immer mehr durch.

Bigas glaubt, dieser neue Kanon habe mit der Entwicklung der Frau in der Gesellschaft zu tun. Der Frauentyp, der Bewunderung und Beschützerinstinkte weckt, ist durch den modernen Typ der erwerbstätigen, finanziell unabhängigen Frau abgelöst worden. Er ist nicht der Meinung, Schönheit sei ein eindeutiger Vorteil. Wo es um Wettbewerb geht, hat Erfolg, wer am besten vorbereitet ist. Sogar in einer ausgeprägt visuellen Welt wie dem Kino haftet den Schönen das Schandmal der Dummheit an, was schönen Frauen das Leben nicht unbedingt erleichtert. Aber er findet, eine Frau solle sich auf jeden Fall ansprechend zurechtmachen. Es gehe nicht darum, um jeden Preis schön sein zu wollen, sondern den anderen großzügig in allem das Beste von sich zu geben, das Erscheinungsbild eingeschlossen. Frauen, die nichts auf ihr Aussehen geben, findet er unattraktiv oder sogar abstoßend, wenn es in Schlampigkeit ausartet. Die Notwendigkeit, gegen den Strom anschwimmen zu müssen, wenn man nicht besonders schön sei, lasse eine Frau über sich selbst hinauswachsen, sie lerne, sich durchzusetzen und auch beruflich ihre Ziele zu erreichen.

Auf meine kurze Befragung antwortet er ohne Zögern. Mutter Teresa wecke ein Gefühl von Zärtlichkeit und Wärme in ihm. Er finde sie überhaupt nicht häßlich. Golda Meirs starke Persönlichkeit läßt uns ihren Körper vergessen. Rossi de Palma findet er ausgesprochen attraktiv, und Camilla Parker-Bowles hält er für eine gutaussehende Frau, die von der Presse niedergemacht wird. Allein Margaret Thatcher findet in seinen Augen keine Gnade, aber er ist sicher, es liegt daran, daß er ihre Gestalt nicht losgelöst von ihrer Politik sehen kann.

Abschließend sagt er, Frauen, die sich häßlichen fänden, würden sich aus reinem Selbstschutz verstecken, und das völlig zu Unrecht. »Sie sollten den anderen zeigen, daß sie stolz auf sich sind, verlangen, daß man sie respektiert, und nicht zulassen, daß andere ihnen die Spielregeln diktieren.«

FOTOGRAFIE

Juan Manuel Baliellas ist Pressefotograf und Grafiker. Er ist siebenunddreißig und hat eine Serie von 30 Frauenporträts gemacht, die im Jahr 2000 in der Zeitung *El Mundo* erschienen sind.
Auch er sagt als erstes: »Häßliche Frauen gibt es nicht. Es gibt nur mehr oder weniger schöne Frauen.« Er berichtet von seinen Er-

fahrungen hinter der Kamera. »Wenn wir uns um die Meinung scheren würden, die die abgelichteten Frauen von sich selbst haben, müßten wir sagen, es gibt keine schönen Frauen, sondern nur häßliche. Immer wieder habe ich erlebt, daß Frauen sich auf dem Foto nicht gefallen. Sie finden immer irgendeinen Makel, der niemandem auffällt, außer ihnen selbst. Und seltsam: Es macht ihnen überhaupt nichts aus, darüber zu sprechen, im Gegenteil, es ist immer das erste, worauf sie dich ansprechen. Die Männer gefallen sich auch meistens nicht besonders, mögen aber meist nicht darüber reden, sie wollen zeigen, daß ihr Äußeres ihnen nicht wichtig ist, Frauen haben diese Hemmschwelle längst überwunden. Daraus könnte man den Schluß ziehen, wir hielten uns für schöner, als wir in Wahrheit sind.

Für einen Fotografen gibt es wirklich keine häßlichen Frauen. Die Frau ist für den Fotografen ein ganz besonderer Gegenstand, an dem er immer etwas Interessantes entdecken kann, einen Blick, einen originellen Zug. Ich habe sechzigjährige Bäuerinnen fotografiert, derbe, hart arbeitende Frauen, die keinerlei Make-up benutzen – Das Ergebnis war immer dasselbe: Die Fotos hatten etwas, Persönlichkeit, Seele, einen Hauch von Schönheit.«

Baliellas glaubt, Persönlichkeit, sympathisches Wesen, guter Charakter und Demut machen die Schönheit einer Frau aus. »Zwischen dem Fotografen und dem Model muß eine Art Komplizenschaft entstehen. Als Profifotograf habe ich die schönsten Frauen fotografiert, Schauspielerinnen, Models – aber wenn ich merkte, sie spielten mir etwas vor, sie hatten ein unangenehmes oder regelrecht unsympathisches Wesen, dann erschienen sie mir nicht mehr schön. Das geht so weit, daß ich die Bilder, die ich von ihnen gemacht habe, schlecht finde. Fotografieren hat etwas Magisches, es ist keine statische Übertragung, wie die Leute gemeinhin annehmen. An den Augen, vor allem denen der Frauen, kann man ihr innerstes Wesen ablesen. Bei manchen sagen dir die Augen: ›Ich bin eine aktive, unternehmungslustige, starke Frau.‹ Bei anderen: ›Ich bin zärtlich, sanft, verständnisvoll ...‹ Das alles fangen die Fotos ein.«

Baliellas glaubt, der aktuelle Kanon habe sich verändert. Profifotografen wie ihm gefallen markante Gesichtszüge. »Eine große Nase oder ein eckiges Kinn verunstalten eine Frau überhaupt nicht. Die Modefotografen versuchen, so etwas zu kaschieren, aber ich würde das nie tun, es ist unnötig. Als Mann denke ich, der Geschmack hängt vom Alter ab, vom eigenen, nicht von dem der Frauen, die du begutachtest. Mit achtzehn gefallen dir die im traditionellen Sinne hübschen Mädchen, dann wirst du anspruchsvoller, suchst nach Frauen mit Charakter, die etwas zu sagen haben.«

Juan Manuel Baliellas findet Mutter Teresa keineswegs häßlich. »Es ist so, als würde ich meine Großmutter betrachten. Und wer denkt schon darüber nach, ob seine Großmutter schön oder häßlich ist. Ich bewerte sie nicht nach ästhetischen Kriterien.« Aber nach seinen persönlichen Wertmaßstäben ist eine Frau wie Rossi de Palma nicht unbedingt eine Schönheit. »Sie ist exotisch, modern, aber ich würde sie nicht als schön bezeichnen.« Auch Camilla Parker-Bowles gefällt ihm nicht. »Alle englischen Aristokraten wirken distanziert und konservativ, und das stört mich. Ich würde sie freiwillig nie fotografieren.«

Ich frage, wen er gerne fotografieren würde, und er antwortet sofort: »Lauren Bacall. So, wie sie jetzt aussieht, mit über siebzig. Sie hat sich ihre Attraktivität bewahrt, sie ist alt geworden, ohne ihre Persönlichkeit oder sexuelle Anziehungskraft verloren zu haben. Ich finde sie hinreißend.«

Dann erzählt er eine amüsante und bezeichnende Anekdote. »Ich habe meine weibliche Porträtreihe mit einem Foto-Shooting mit Bella Dorita beendet, die als Revuestar in den zwanziger Jahren in Spanien Furore machte. Sie war neunundneunzig, als ich sie fotografierte. Sie lebte in einer vornehmen Seniorenresidenz, und ich war einigermaßen nervös, als ich hinfuhr, denn ich wußte nicht, was mich erwartete. Ihre Kinder kamen auch zu dem Shooting, um sie zurechtzumachen und ihr beizustehen.

Sie präsentierte sich im Rollstuhl, perfekt gekleidet und geschminkt. Es wirkte nicht albern, sondern im Gegenteil elegant und beruhigend. Aber ich merkte, daß sie sehr abwesend und teilnahmslos war. Ich wollte schnell ein paar Fotos schießen, um sie nicht allzusehr zu belästigen, aber ich bezweifelte, daß sie gut werden würden. Wir gingen in den Garten, und ich suchte nach einem passenden Ort. Ein großer Blumenkübel erschien mir als Hintergrund ideal. Die Kinder von Bella Dorita schoben sie dorthin. Aber es fielen doch Schatten über die alte Dame, und um festzustellen, ob das Licht ausreichte, betätigte ich den Blitz. Als sie das Aufblitzen bemerkte, hob sie den Kopf, und der gleichgültige Ausdruck verschwand aus ihrem Gesicht, sie nahm eine Blume in die Hand und lächelte. Ich begriff, daß sie für mich posierte, daß das meine Chance war, und drückte ab. Heraus kam ein wunderschönes Foto, das ihre Würde, ihre einstige Schönheit zeigte. Ja, selbst mit fast hundert war diese Frau immer noch schön. Wenige Monate später starb sie. Meines war das letzte Foto, das man zu Lebzeiten von ihr gemacht hatte.«

Die Chemie zwischen Fotograf und Model geht auf etwas zurück, das nichts mit formeller Schönheit zu tun hat. Selbst ein angeblich so statisches Medium wie die Fotografie berücksichtigt die »aktiven« Aspekte der Frau: Persönlichkeit, Charakter, innere Stärke – nichts, was eine vordergründig »häßliche« Frau nicht in Hülle und Fülle haben könnte.

MALEREI

Gonzalo Goytisolo ist fünfunddreißig und Maler. Er selbst sieht sich in der Tradition der figurativen Malerei, »stark abbildend«, wie er hinzufügt. Er hat zahlreiche Ausstellungen gemacht, unter anderem ›Celeste‹, Stadtlandschaften Barcelonas, präsentiert im Jahr 2002. Er hat sich lange Zeit der Porträtmalerei gewidmet.

Zu Beginn unseres Gesprächs weist er auf die Schwierigkeit hin, schöne Frauen klar von häßlichen unterscheiden zu können. Seiner Meinung nach gibt es über das Körperliche hinaus eine Menge Variablen, die eine bedeutende Rolle spielen. Für ihn macht Intelligenz eine Frau besonders attraktiv. »Du kannst dich mit schönen Frauen treffen, aber wenn sie an der falschen Stelle lachen oder oberflächliche, dumme Kommentare abgeben, dann ist es vorbei mit der Sinnlichkeit.«

Auf die Frage, ob es gegenwärtig einen Schönheitskanon gibt, antwortet er sofort, mehrere, aber es würde sich das Ideal der harten, starken, mächtigen Frau durchsetzen. »Häßlichkeit ist eine gesellschaftliche Frage. Die arme, ungebildete, abhängige Frau ist häßlich. In letzter Zeit haben die Frauen sehr viel Macht gewonnen, und das nähert sie der Attraktivitätsvorstellung an, die wir vom Mann haben, also Reichtum und persönlicher und beruflicher Erfolg. Die Frauen mit einem aggressiven, dominanten *look* kommen immer besser an. Als hätte der Mann eine Form gefunden, die Stärke der Frau anzuerkennen, die es *de facto* immer schon gab, und sie an das Ästhetische zu knüpfen. Vielleicht ist sie so für uns weniger bedrohlich, leichter in unser Leben zu integrieren.

Andererseits gibt es sehr wohl einen Kanon, was Schlankheit und Harmonie angeht. Ich halte es allerdings für gefährlich, zu versuchen, sich dem Kanon auf unnatürlichem Weg durch drastische Eingriffe in den Körper annähern zu wollen. Die Identität einer Frau kann völlig verlorengehen, wenn sie versucht, ein Modell zu imitieren. Das Äußere und das Innere müssen einander entsprechen, sonst nimmt man die Person als seltsam, unharmonisch, unnatürlich wahr.«

Er meint, Gesellschaften wie die westlichen mit all ihrem Wohlstand und ihrer relativ breitgestreuten Bildung könnten Unvollkommenheit, Originalität und Häßlichkeit in den Kanon integrieren. Der hohe Entwicklungsstand lasse das Eingängige wenig stimulierend erscheinen, und so fänden auch Formen von Häßlichkeit und Disharmonie Anklang, an die vorher nicht zu denken gewesen wäre.

In seiner Eigenschaft als Maler porträtiert Gonzalo Goytisolo gerne Frauen mit starker Persönlichkeit und ausdrucksvollen Gesichtern. »Schwache« Modelle interessieren ihn nicht. Er hält es für vorteilhaft, wenn Frauen innere Stärke, Gelassenheit und Selbstsicherheit ausstrahlen.

»Eine unverzichtbare Grundvoraussetzung zu gefallen ist, daß man gefallen will, daß man Bereitschaft zum Flirt, zu Erotik und Sex signalisiert. Das Alter ist kein Hindernis dafür. Eine Frau, die dich sinnlich anschaut, die die Segel noch nicht gestrichen hat und immer noch gefallen will, wirkt automatisch attraktiv.«

Als hätte er die nicht dem Kanon entsprechenden Frauen noch nicht genug verteidigt, fügt Goytisolo hinzu, die »Häßlichen« würden mehr geschätzt, weil man auf ihre inneren Werte achte und da sie meist einen größeren menschlichen Tiefgang hätten. Als Mann und Künstler ziehe er persönlich reifere Frauen vor, Gesichter, die eine Geschichte erzählen, sie sollten eher üppig sein und etwas zu sagen haben. Er bewegt sich also abseits der gängigen Standardmodelle.

Außerdem reizen ihn Dissonanzen innerhalb eines harmonischen Ganzen. Zum Beispiel eine sanfte Frau, deren Gesicht in einem bestimmten Moment einen wilden Ausdruck annimmt, oder feine Gesichtszüge, aus denen eine große Nase ragt.

Gonzalo findet Mutter Teresa oder Golda Meir weder schön noch häßlich. Für ihn sind sie über jede ästhetische Wertung erhaben, da keine von beiden sich als sinnliche Frau präsentiert hat. Rossi de Palma ist für ihn eine sehr schöne Frau. Er findet gerade das Unproportionierte anziehend, und ihr Blick sei kokett und verführerisch. »Sie hat einen verstörenden Sex-Appeal«, erklärt er.

Sein Urteil über Camilla Parker-Bowles ist eindeutig: »Ich finde sie überhaupt nicht häßlich. Sie ist proper, gesund, eine feine, gebildete Frau, die lachen und Spaß haben kann. Ich kann die Wahl des Prinzen von Wales sehr gut verstehen. Seine frühere Frau, die verstorbene Lady Di, machte auf mich den Eindruck einer unerträglichen Neurotikerin. Die Leute sagen, Camilla sei häßlich, weil sie ein moralisches Urteil über sie fällen, sie stecken sie in die traditionelle Klischeerolle der ›anderen‹.«

Was Margaret Thatcher angeht, ist er sich nicht so sicher. Erst sagt er, er finde sie »auf perverse Weise attraktiv«, aber dann nuanciert er seine Aussage. »Sie ist eine starke Frau, und das gefällt mir, aber ihre politischen Vorstellungen sind so weit von meiner Denkweise entfernt, daß der erste positive Eindruck wohl nicht lange anhalten würde.«

Zum Schluß sagte er, er würde gerne Sofia Loren malen, die immer noch sehr schön sei, aber die wahre künstlerische Herausforderung wäre es, die Frauen von nebenan zu malen, mit denen er täglich zu tun hat: die Bäckerin, die Zeitungsverkäuferin. »Das wären authentische Frauenporträts, wie die von Holbein, einem der ganz wenigen Maler in der Geschichte der Malerei, die Frauen aus Fleisch und Blut gemalt haben.«

MEDIZIN

Ramón Riu ist vierundsechzig und plastischer Chirurg. Er hat in den Vereinigten Staaten studiert und sich von Anfang an der plastischen Chirurgie gewidmet. Heute arbeitet er an der Universitätsklinik von Barcelona, dem Instituto Universitario Dexeus.

Endlich bescheinigt einer meiner männlichen Befragten die Existenz häßlicher Frauen! Doktor Riu hat keinen Zweifel: »Natürlich gibt es häßliche Frauen! Meistens fehlt es den Gesichtern an Harmonie. Wir alle haben eine Grundvorstellung, was an einem Körper oder einem Gesicht schön ist. Alles Übermaß ist schädlich. Eine Frau, die so fett ist, daß sie kaum noch laufen kann, ist keine Augenweide. Ein kleines Gesicht mit einer großen Nase bricht die klassische Proportion.« Er sagt, viele punktuelle Defekte könne man chirurgisch beseitigen. Er zeigt mir Fotografien von einigen seiner Patienten vor und nach der Operation. Erstaunlich. Da ist ein junges Mädchen im Profil mit einer Hakennase und einem fliehenden Kinn. Bei der Operation hat er den Nasenhöcker abgeschliffen und ein Implantat in das Kinn eingesetzt. Auf dem Foto nach der Operation sieht man ein harmonisches, liebliches Gesicht, kein Vergleich mit vorher, aber es ist immer noch dieselbe Frau. Andere Fotos belegen ähnliche Veränderungen: ein Gesicht, das nach Anlegen der Segelohren einen ganz anderen Ausdruck hat, angehobene Lider, betonte Wangen, die dem Gesicht eine ansprechende ovale Form geben. Diese radikalen Wandlungen, bei denen nur ein konkretes Element verändert wurden genügen als Beleg, daß es Schönheit und den passenden Schlüssel dazu gibt.

Eine andere Sache ist das mit dem Kanon. Doktor Riu ist der Ansicht, es gebe über Harmonie und Proportion hinaus gegenwärtig keinen Kanon. Es gebe lediglich Moden, von denen er keine gute Meinung hat. »Die Massenmedien, vor allem das Fernsehen, füttern die Leute mit falschen Informationen. Da kommen Mädchen in meine Sprechstunde und sagen: ›Ich möchte Körbchengröße 90.‹ Und dann muß man ihnen mühsam erklären, ganz gleich wie oft sie es im Fernsehen gehört haben, daß man das ›jetzt trägt‹, daß so etwas nicht einfach so mir nichts, dir nichts machbar ist. BH-Größen orientieren sich am Brustumfang, und da sollte man sich an den halten, den man hat. Die aufgeplusterten Lippen, die sogenannte *french lip*, sind sehr gefragt, aber man muß sehr vorsichtig sein. Man hat Materialien verwendet, wie Silikon, das viele Probleme verursacht hat: Verschiebungen, unvorhergesehene Reaktionen ... der Körper ist bis zu einem gewissen Punkt formbar, aber man kann ihn nicht mit Gewalt verändern.« Er läßt sich lange über einige der schädlichen aktuellen Tendenzen aus, den Schlankheitswahn zum Beispiel, der so viele vor allem junge Frauen in die Magersucht getrieben hat. »Es ist absurd zu behaupten, eine Frau sei nicht mehr schön, nur weil sie ein wenig füllig ist. Alle Frauen sollten begreifen, daß die vergänglichen Moden viel zu oberflächlich sind, um den eigenen Körper deshalb zu massakrieren. Die Mode sollte sich einzig und allein auf das Äußerliche beschränken: Kleidung, Frisuren ... Aspekte, die wichtig sind, aber nicht die Gesundheit schädigen. Die Mehrzahl der propagierten Standards ist unmöglich, absurd, sie haben mit echter Schönheit nichts zu tun. Außerdem bricht gerade eine neue Modewelle des Häßlichen über uns herein. Einige Models haben ganz und gar unharmonische Züge, und das scheint zu gefallen.«

Ich frage ihn als erfahrenen Chirurgen, ob es gegenwärtig eine Diskriminierung häßlicher Frauen in der Gesellschaft gibt. »Aber sicher, und neuerdings betrifft das auch die Männer. Die Diskriminierung fängt in der Grundschule an, wo die Kinder erbarmungslos mit dem Finger auf Defekte zeigen. Das setzt sich auf der weiterführenden Schule fort. Eine Jugendliche sagt zu ihrer Freundin: ›Ich an deiner Stelle würde mich operieren lassen; ich hab' gehört, das geht, und dann würdest du viel besser aussehen.‹ Aber die Diskriminierung ist nicht auf Schüler beschränkt. In der Welt der Erwachsenen wird der Druck auf der Arbeitsstelle und in der Gesellschaft mit jedem Tag größer. Viele Frauen auf hohen Posten, die ein gewisses Alter erreicht haben, sehen sich gezwungen, sich verjüngen zu lassen, um zu zeigen, daß sie nicht auf dem absteigenden Ast sind. Ganz zu schweigen von den Berufen, wo es auf das Erscheinungsbild ankommt: Stewardessen, Hostessen, Fernsehansagerinnen ... Ein gefälliges Äußeres, ohne Spuren des Alters, wird immer wichtiger. Sogar einige meiner Kollegen lassen sich verjüngen, damit sie den Patienten gegenüber nicht ›alt aussehen‹. Aber glauben Sie nicht, daß all diese neuen Anforderungen sich ausschließlich auf die gehobenen beruflichen und gesellschaftlichen Sphären beschränken. Einer meiner dankbarsten Patienten ist ein junger Maurer, dem ich in einer einfachen Operation die Segelohren angelegt habe. Er konnte die Witze seiner Kollegen nicht mehr ertragen.«

Ich frage Doktor Riu, was seine Patienten dazu bewegt, in seine Sprechstunde zu kommen: psychologische oder gesellschaftliche Gründe? Probleme mit dem Selbstwertgefühl oder einfach der Wunsch, gefallen zu wollen? »Es gibt alles. Man muß herausfinden, ob der Patient sich psychologisch in einem Ungleichgewicht befindet. In solchen Fällen weigere ich mich zu operieren, denn die Lösung des Problems liegt nicht im körperlichen Bereich. Aber ich will an dieser Stelle betonen, daß alle Beweggründe der Patienten legitim sind. Niemand geht aus Jux und Tollerei zum Chirurgen, fast immer liegt ein Makel vor. Ich möchte jedenfalls raten, sich bitte nicht allzu besessen mit dem eigenen Aussehen zu beschäftigen, dabei bleiben so wichtige Dinge auf der Strecke wie Tatkraft, Interesse für das Leben und die Welt, geistige und intellektuelle Bereicherung.«

Meine letzte Frage ist nicht sehr konkret, aber Doktor Riu antwortet sofort: »Was sind wir bereit zu tun, um Schönheit zu erlangen?« »Alles, bis zur völligen Unvernunft. Man hat kürzlich herausgefunden, daß Wachstumshormone zu einer Verjüngung des Gesichts führen. Aber das ist medizinisch äußerst fragwürdig, denn es ist noch wenig erforscht, und wir wissen nichts über die Nebenwirkungen. Also ist es gesetzlich verboten. Ich weiß nicht, wie es gemacht wird und woher die Mittel kommen, aber in Spanien werden solche Behandlungen durchgeführt. Die Patienten werden über die möglichen Risiken aufgeklärt, aber sie stimmen der Behandlung trotzdem zu. Für Schönheit und Jugend tun die Leute alles, wirklich alles.«

EPILOG

Nachdem ich soviel über angeblich häßliche Frauen – solche die von anderen oder von sich selbst dafür gehalten werden – gelesen, geforscht, gesprochen und geschrieben habe, bin ich zu einem Schluß gelangt. Man kann allgemeine Regeln, historische und soziale Tendenzen finden, über bestimmte bedeutsame Aspekte sprechen, aber niemand darf behaupten, er habe bei dem Thema die Wahrheit für sich gepachtet.

Eines allerdings ist klar geworden: Eine Frau muß sich bemühen, schön zu sein. Wenn sie sich sorgfältig kleidet, frisiert und schminkt, wäre es ungerecht, sie als häßlich zu titulieren, denn das ist sie dann nicht mehr. Sie hat sich bemüht, sie zeigt der Gesellschaft, daß ihr ihr Aussehen wichtig ist. Es ist dies der Wegzoll, den wir zahlen müssen, um durch die Welt ziehen zu können. Sosehr sich die Rolle der Frau in der modernen Welt auch gewandelt hat, in der Vorstellung der Menschen sind Frauen und Schönheit immer noch untrennbar verbunden.

Und ich wage nicht zu behaupten, daß eine Veränderung in Sicht ist. Als ich dieses Buch vorbereitete, sagte meine Verlegerin, von Gleichberechtigung zwischen Mann und Frau könne man erst sprechen, wenn wir die erste häßliche, dumme Präsidentin hätten. Ich mußte lachen über diese kategorische Aussage, und sie hat ja recht. Wir mußten beide lachen. Es ist besser, an dieses Thema mit Humor heranzugehen, denn alles ist so relativ, so vergänglich und fragwürdig, daß man sich wegen seines Aussehens doch bitte lieber nicht verrückt machen sollte.

Nachdem ich dieses Buch geschrieben hatte, war mir, als hätte ich eines der ganz großen Geheimnisse des Lebens gestreift. Ein Mysterium, weitaus komplexer als die der katholischen Theologie oder der modernen Wirtschaft, Materien, bei denen niemand gesicherte Aussagen machen kann. Ist Margaret Thatcher nun schön oder häßlich? Die Antwort auf diese Frage bleibt im dunkeln, ähnlich wie bei den Klassikern: Woran sind die Dinosaurier gestorben? Was war vor dem Big Bang? Ich bedauere es, nicht einmal ansatzweise zu einer Lösung beitragen zu können.

Also komme ich weiterhin der moralischen Verpflichtung gegenüber der Gesellschaft nach und tusche mir jeden Morgen die Wimpern. Ich möchte nicht einen meiner Leser auf der Straße treffen und gottverboten aussehen. Das darf ich mir nicht erlauben.

05/€ 21.50

ALICIA GIMÉNEZ BARTLETT

geboren 1951, lebt in Barcelona und zählt zu den erfolgreichsten spanischen Schriftstellerinnen. Berühmt wurde sie als Autorin der Krimis um die schlagfertige *inspectora* Petra Delicado aus Barcelona, die auch ins Deutsche übersetzt worden sind.

DANK

Die Autorin dankt José María Sirvent, der mit seinen umfangreichen Sportkenntnissen manche Lücke gefüllt hat, sowie Bigas Luna, Josep Font, Gonzalo Goytisolo, Ramón Riu und Juan Manuel Baliellas für ihre Mitarbeit.

Die Originalausgabe erschien 2002 unter dem Titel
La deuda de Eva. Del pecado de ser feas y el deber de ser hermosas
im Verlag Lumen, Barcelona

Ausstattung/Gestaltung Groothuis, Lohfert, Consorten | glcons.de
Bilder Frontispiz, S. 55, 92, 97, 98, 102, 107, 109, 118, 134, 137, 140, 143 von akg-images, S. 131 von getty images. Gesetzt aus der Foundry.
Reproduktion Frische Grafik, Hamburg
Druck und Bindung Ebner & Spiegel, Ulm
Printed in Germany. ISBN 3-937834-04-4